U0237264

院士开讲

全民健康课

武汉医学会陈孝平院士健康科普工作室 | 编写

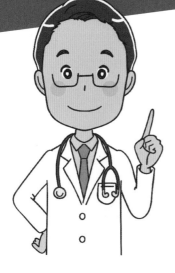

人民卫生出版社

·北 京·

版权所有，侵权必究！

图书在版编目（CIP）数据

院士开讲：全民健康课 / 武汉医学会陈孝平院士健康科普工作室编写 . —北京：人民卫生出版社，2022.4（2023.10重印）

ISBN 978-7-117-33016-9

Ⅰ.①院… Ⅱ.①武… Ⅲ.①保健-普及读物 Ⅳ.①R161-49

中国版本图书馆 CIP 数据核字（2022）第 052512 号

| 人卫智网 | www.ipmph.com | 医学教育、学术、考试、健康，购书智慧智能综合服务平台 |
| 人卫官网 | www.pmph.com | 人卫官方资讯发布平台 |

院士开讲：全民健康课

Yuanshi Kaijiang，Quanmin Jiankangke

编　　写：武汉医学会陈孝平院士健康科普工作室
出版发行：人民卫生出版社（中继线 010-59780011）
地　　址：北京市朝阳区潘家园南里 19 号
邮　　编：100021
E - mail：pmph @ pmph.com
购书热线：010-59787592　010-59787584　010-65264830
印　　刷：北京顶佳世纪印刷有限公司
经　　销：新华书店
开　　本：710×1000　1/16　印张：12
字　　数：144 千字
版　　次：2022 年 4 月第 1 版
印　　次：2023 年 10 月第 3 次印刷
标准书号：ISBN 978-7-117-33016-9
定　　价：59.90 元

打击盗版举报电话：010-59787491　E-mail：WQ @ pmph.com
质量问题联系电话：010-59787234　E-mail：zhiliang @ pmph.com
数字融合服务电话：4001118166　E-mail：zengzhi @ pmph.com

图书编写委员会

主 任 委 员　陈孝平　李菊芬

副主任委员　黄晓刚　陈定国

委　　　员（按姓氏笔画排序）

　　　　　王　伟　华中科技大学同济医学院附属同济医院

　　　　　王海燕　武汉医学会

　　　　　白祥军　华中科技大学同济医学院附属同济医院

　　　　　吕永曼　华中科技大学同济医学院附属同济医院

　　　　　刘玉林　湖北省肿瘤医院

　　　　　刘建华　武汉市第六医院

　　　　　刘智胜　武汉儿童医院

　　　　　许　杰　武汉医学会

　　　　　李　毅　武汉市精神卫生中心

　　　　　李菊芬　武汉医学会

　　　　　汪宏波　华中科技大学同济医学院附属协和医院

　　　　　宋启斌　武汉大学人民医院

　　　　　张定宇　湖北省卫生健康委员会

　　　　　陈孝平　华中科技大学同济医学院附属同济医院

　　　　　陈定国　武汉医学会

　　　　　林　静　武汉医学会

林金国　武汉医学会

袁响林　华中科技大学同济医学院附属同济医院

唐其柱　武汉大学

黄晓刚　武汉医学会

章军建　武汉大学中南医院

熊枝繁　华中科技大学同济医学院附属梨园医院

编写秘书

李雅琪　武汉医学会

刘　舒　武汉医学会

序　言

　　人民健康是民族昌盛和国家富强的重要标志,预防是最经济最有效的健康策略。

　　我在临床上经常目睹患者饱受病痛折磨,最后病情急转直下,家属悲怆难忍,单位痛失中坚力量,不免心生感喟:如果患者能够了解疾病早期的各种征象,知道如何预防疾病的发生,拥有健康的生活方式,对疾病能够做到早预防、早诊断、早治疗,实际上很多悲剧是可以避免的!

　　对于公众而言,遵循健康的生活方式,掌握一定的健康知识,可以更好地预防疾病。每个人都渴望拥有更多的健康知识,这源自对美好生活的向往和减少病痛的愿望,但近年来健康科普领域鱼龙混杂,内容良莠不齐,公众对此真假难辨,显得更加无所适从。

　　这本由武汉医学会陈孝平院士健康科普工作室编写的健康科普图书《院士开讲:全民健康课》由人民卫生出版社公开出版发行,是我和很多同道的夙愿。书中汇聚了各领域的顶尖医学专家,他们将自己丰富的临床研究经验和专业技能凝练成了相对完整、有价值的理论体系和方法。这些严谨、权威的观点和简单、实用的方法在书中以一种以简驭繁、深入浅出的形式和朴实无华的语言,由专家向读者娓娓道来,举重若轻,再配合引人入胜的话题、形象生动的插画,一定会点燃读者的阅读热情,读后必然收到豁然贯通的效果。书中配有超过 4 000 万观看量的"健康科普云课堂"视频二维码,对于提升大众健康素养、实现全民健康战略主题,一定会产生积极意义。

　　健康科普不是简单地传播知识，背后关联着生命健康与家庭幸福，图书编写委员会的专家大都是我的同事和朋友，我想在感谢他们辛勤付出的同时也与他们共勉：一个医生医术高超，能治好患者的疾病，是医生最基本的素质，而能够尽其所能将宝贵的医学知识和健康理念最大范围地普及给公众，惠及、帮助更多人，这才是最高层次的医者。

　　《黄帝内经素问·四气调神大论》曰："是故圣人不治已病治未病，不治已乱治未乱……"表达了中医"治未病"理念，是中医理论的精髓，《院士开讲:全民健康课》的出版是将健康教育真正落到实处的一次尝试，我愿与有志于医学健康科普事业的同道一起继续拓宽科普创新渠道，寻求科普惠民模式，为保护人民的生命健康，实现中华民族的伟大复兴尽一己之力！

武汉医学会会长

陈孝平

2022 年 3 月 10 日

　　武汉医学会始建于 1925 年,近百年的发展史也是几代医学人"以天下兴亡为己责,以服务人群为目的"以医报国的奋斗史。早在 1948 年,曾任武汉医学会第十二至十五届会长的中国外科之父裘法祖院士创办了我国第一本医学科普期刊《大众医学》,并担任主编达 10 年之久。裘老虽然离开了我们,但"让医学归于大众"的办刊宗旨奠定了武汉医学会的核心价值观。

　　健康是每个人的立身之本,也是国家的立国之基。为了推进"共建共享、全民健康",实现健康中国战略,2020 年 8 月 27 日,陈孝平院士健康科普工作室在武汉医学会挂牌成立,组建了以中国科学院院士陈孝平为引领,由"国家杰青""长江学者""中国医师奖"获得者、学科带头人等知名专家组成的专家团队,在全国率先开启了"大专家,小科普"权威精准健康科普的先河。工作室充分发挥优质科普资源与新媒体传播深度融合的优势,精心打造了原创网络节目"健康科普云课堂",邀请陈孝平、张定宇、王伟等知名院士专家围绕常见病、多发病讲授健康知识,节目同步在人民号、央视频等 16 大平台直播,总观看量超过 4 000 万,成为知名健康科普品牌。

　　为了进一步拓宽科普覆盖面,寻求新的宣传模式,陈孝平院士健康科普工作室将"健康科普云课堂"第一年度直播内容通过精心整理,转化为健康科普图书《院士开讲:全民健康课》。本书讲述了人体心、脑、肝胆、胃肠等器官的功能及相关疾病的起因和防治方法,介绍了抽动障碍和痴呆的评测标准和干预办法,同时还就肿瘤的发病机制和治疗手段、宫颈癌的早期筛查和疫苗选择进行了详细阐述。在此基础上,针对常态化疫情防控、危急情况下自救与互救进行了讲述。这些针对性强、受众面广的内容为社会各界提供了科学、精准、及时的健康教育服务,让公众能够防病于未然,治病于未发,强化了"做自己健康的第一责任人"的意识,推进健康中国建设,人人参与、人人尽责、人人享有,共筑健康管理第一道防线。

《院士开讲:全民健康课》的出版,是落实习近平总书记"努力全方位、全周期保障人民健康"指示精神的一次实践,也是对以人为本执政理念的一种诠释。该书在编写和出版过程中得到了众多专家的鼎力支持,同时也得到了武汉市卫生健康委员会、武汉市科学技术协会的关心和指导,在此表示诚挚的感谢。由于时间仓促,水平所限,书中错误之处在所难免,还望读者不吝指正。

武汉医学会副会长兼秘书长

李菊芳

2022 年 3 月 10 日

目　录

大脑是我们身体的"司令部",它控制着我们的运动,掌管着我们的意识,让我们的身体高效运转。如果有一天,"司令部"出现了问题,我们应该怎么办……

恐惧源于未知,很多人谈"癌"色变,是因为对肿瘤不够了解。随着医学的进步,很多肿瘤已经有了有效的预防方式,有些肿瘤的治疗手段也取得了进展。我们应该如何以一颗平常心对待肿瘤呢……

了解了肿瘤的相关知识还不够,只有具备甄别谣言的能力,才能避免陷入误区,更好地保护自己和家人的健康。让我们和医生一起认识肿瘤的真相,共同守护健康……

据统计,宫颈癌是影响全球女性健康的第四位高发癌症,发病人群呈现年轻化趋势。如花般的女性因为宫颈癌而香消玉殒,这实在令人惋惜。现在,已经有了卓有成效的预防手段,让女性远离宫颈癌的伤害……

作者简介

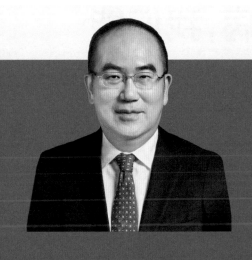

张定宇

　　陈孝平院士健康科普工作室专家库及武汉市健康科普专家指导委员会成员,武汉医学会常务理事。湖北省卫生健康委员会副主任兼公共卫生总师、教授、硕士研究生导师、主任医师。

面对传染性疾病，我们能做的还很多

湖北省卫生健康委员会　张定宇

　　2020 年对于每一个武汉人都注定刻骨铭心，经历了艰苦卓绝的疫情防控阻击战，英雄的城市和英雄的人民彰显了伟大的中国力量。面对新冠肺炎疫情，以及很多传染性疾病，我们应该怎么做……

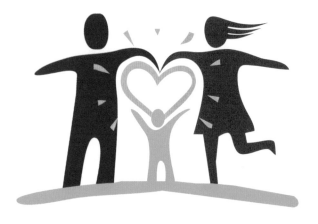

导 语

他，虽患绝症，却为患者、为社会，燃起希望之光；他，双腿已经开始萎缩，但站立的地方，却是最坚实的阵地。早在 2011 年，张定宇作为湖北省第一位"无国界医生"远赴巴基斯坦。在 2020 年新冠肺炎疫情期间，张定宇用渐冻的生命托起信心和希望，和大家并肩战斗。

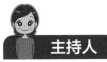

主持人

经历了新冠肺炎疫情，大家都有一个深深的感慨，那就是健康是福，往后余生健康都是一件非常重要的事情。在 2020 年，武汉市金银潭医院是新冠肺炎疫情战斗最先打响的地方，也是离"炮火"最近的地方，从疫情暴发以来一直处在风暴中心。现在回想一下，您觉得当时有没有特别艰难的阶段？

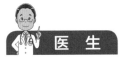

医 生

在整个疫情期间，我觉得有两个非常艰难的阶段。一个是在 2020 年春节之前，另外一个是在 2020 年 2 月 10 号前后。春节之前，患者逐渐增加，而我们的人手却非常有限。虽然当时我们已经得到了省内和市内各家医院的支持，但是人力整体来说还是相对不足。我们最难的是有一天半夜，需要临时组建一个病区，包括 5 名医生、9 名护士，从晚上 9 点开始工作，一直干到凌晨 4 点，转出患者 12 名，转入患者 24 名，工作量相当大。医生和护士忙完了这些工作后白天还要继续上班。应该说，我们的同事是坚定地一步一步往前走,在整个疫情防控工作中我们没有掉链子。

主持人

在武汉市金银潭医院有一名"90后"的护士,她在接受媒体采访的时候曾说自己参与了这场疫情阻击战,而且是一天都没有休息。在这场突如其来的疫情阻击战中,"80后""90后"的年轻人特别有担当,有我们非常熟悉的最美志愿者华雨辰,最美医生甘如意……他们真的让人特别感动,他们认为能够投身疫情阻击战是一种骄傲。对于"80后""90后"这些年轻人的表现,您怎么看?

医 生

这次"80后""90后"的年轻人,特别是"90后"的年轻人让我们眼前一亮,他们能够振作精神,投入救援工作当中,很多人是第一次穿上防护服、戴上 N95 口罩,义无反顾冲到一线。

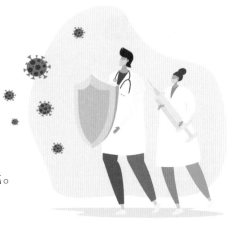

主持人

我觉得他们的青春正在闪闪发光,您对于他们在疫情阻击战中交出的答卷满意吗?

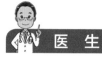
医 生

应该说非常满意。武汉市金银潭医院里有个小伙子,是一名男护士,工作做得相当不错,患者对他印象非常深刻。我们有位患者,当时还在气管插管,通过我们的救治意识逐渐清醒,由于气管插管的缘故他是不能说话的，但他做了一个很小的动作：一下子把我们男护士的手抓住了，抓住以后就用手指在男护士的手掌上画来画去。我们的男护士敏锐地感觉到患者是要写东西，然后男护士就给患者拿了一张纸、一支笔，患者写了一串数字。我们的男护士很快地想到患者是想和他的家人通话，于是就拿出了自己的手机，输入了患者写下的号码，让患者和家人通话。患者的妻子在电话中鼓励患者要配合医生治疗，战胜疾病，患者激动地流下了眼泪。看到这一幕，在场的每个人都非常动容，这位患者后来顺利地康复出院了。

这就是这批年轻护士所做的工作，我对他们的整体表现相当满意。我们还有一些年轻医生也是一样，把家里安顿好以后就直接投入工作当中。这些"80后""90后"的年轻人让我真正地感受到了医学未来的希望。

 主持人

我们曾经采访过您的同事，她说她一直以为您的腿不好，走路特别慢，后来才知道您是渐冻症患者，就这样还带领着600多名医护人员奋战在抗疫一线。虽然渐冻症一直折磨着您，但是您从来没有和同事吐露半分……说完之后她就哭起来了。这段采访给我的印象非常深刻，现在大家都特别关心您的身体情况，能和我们说说吗？

 医生

我现在整体状况还好，精神也比较好，最大的问题还是大家看到的下肢肌肉萎缩，下肢力量不足，现在这已经成了我的典型"标配"，走在路上经常会被人认出来，不是说大家认得我长什么样子，而是我走路的姿势被大家熟知了。渐冻症是一种罕见病，希望整个社会关注罕见病群体。

整个武汉市按千万人口来计算,估计患渐冻症的也就 100 来人,他们和我一样,都在很艰苦地和渐冻症做斗争。很多人问我:"你这样痛不痛苦啊?""你走路痛不痛啊?"如果要跟大家说实话,还是痛的,怎么会不痛呢?目前,渐冻症对我的困扰主要是走路、上下楼过程中的疼痛和不便,对我的语言、思维还没有什么影响,我还能够应对我的工作,请大家放心。

主持人

我觉得您的思维特别敏捷,也特别乐观。在面对生活中一些挑战的时候,乐观的心态能够起到很大的帮助作用。现在,疫情阻击战已经告一段落了,您能不能稍微休息一下了?

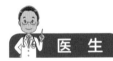

医 生

目前,我们取得了疫情防控的决定性成果,整体的疫情防控已经进入了常态化阶段,但是防控还是不能松懈。我们经过了这场"大考",要做的就是把防控的优势发挥到极致。相信在常态化疫情防控的背景下,我们依然能够交出一份让人非常满意的答卷。

主持人

大家很关心一个问题,我们还需要戴口罩吗?

医 生

防范新冠肺炎流行,最常用的方式就是戴口罩。那么在疫情常态化的背景下,我们应该如何科学戴口罩呢?关于这个问题,我建议大家按照国家卫生健康委的相关建议执行。国家卫生健康委陆续发布了几版《公众和重点职业人群戴口罩指引》,目前强调公众应随身携带口罩,在一些开放的空间,我们可以不用戴口罩,但在一些室内人员密集场所、乘坐公共交通工具时,室外人员密集场所、就医过程中、出现呼吸系统不适时,还是需要戴口罩。

其实很多人观察到这样一种现象,在这段时间大家养成了戴口罩的习惯,很多呼吸系统传染病的发病减少了,就连过敏患者的发病情况也有很大改善。这是为什么呢?就是因为大家都养成了戴口罩的习惯。我相信,如果大家都养成必要的时候戴口罩的习惯,就会大大降低呼吸系统传染病、过敏性疾病的发病风险。

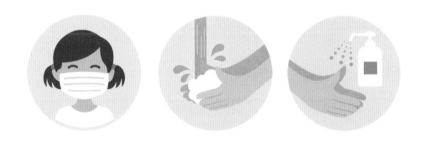

除了戴口罩,手部清洁也是非常重要的,即勤洗手。

是的,除了戴口罩,手部的清洁卫生同样非常重要。如何保持手卫生确实是大家比较关心的问题。现在大家不仅非常重视认真洗手,而且还会随身携带手部消毒剂。在日常生活中,我建议大家要勤洗手,在有流动水的地方就使用流动水洗手,在没有流动水的地方就用手部消毒剂进行清洁。这样做一方面可以减少新型冠状病毒的传播,另一方面也会减少其他经口传播传染病的流行。

小贴士

正确洗手的方法如下。

1. 将双手置于流动水之下,使双手充分湿润。

2. 取适量肥皂或洗手液,均匀涂抹至双手的手心、手背、手指和手腕。

3. 双手手心相对,手指并拢,相互揉搓。

4. 用一手手心揉搓另一手手背,交换进行。

5. 用一手握住另一手大拇指旋转揉搓,交换进行。

6. 双手手心相对,交叉指缝,相互揉搓。

7. 用一手握住另一手手腕旋转揉搓,交换进行。

8. 弯曲一手手指,使关节在另一手手心旋转揉搓,交换进行。

完成上述步骤后,应在流动水下彻底冲净双手,擦干,必要时可以使用适量护手霜。在洗手过程中要注意认真清洁手部皮肤,包括手心、手背、手指和手腕,每次洗手时间不少于 15 秒。

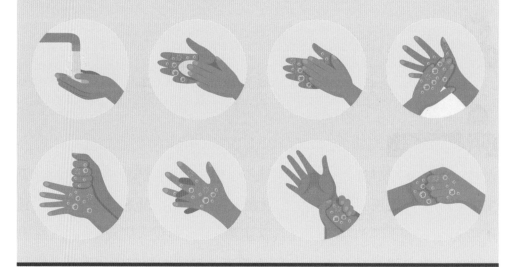

现在很多人每天随身携带一瓶含有酒精成分的免洗洗手液，这样做对吗？

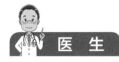

如果有条件，确实鼓励大家随身带一瓶含有酒精成分的免洗洗手液。现在很多单位、机构，如商场、酒店，以及公园等公共场所，也配备了快速手消毒装置，这对于提高整个社会的卫生安全水平非常有帮助。

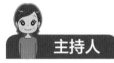

我记得您曾经说过，在未来世界，重大传染病仍然会是人类面临的敌人之一，而人类必须要改变生存方式，与大自然和谐相处。您能够和我们解读一下这句话吗？

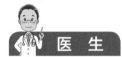

这次疫情，确实让我们感受到了人类的渺小，人类不可能无限制地满足自己的欲望，而是应该与自然和谐相处。这次疫情，其实也给了我们一次机会，重新审视一些我们习以为常的行为方式是否科学。

全家人聚在一起吃饭、聊天，对中国人来说是一段既能享受美食，又能沟通情感的时光，吃饭时你给我夹菜，我给你夹菜，大家其乐融融，都非常开心。但是细想一下，如果用自己的筷子给家人夹菜，其实等于将自己的口水传递给了家人。还有些人有一种不太好的习惯，喜欢用自己的筷子在菜里翻来翻去挑选喜欢的食物。这些行为会给我们的健康带来不利影响，也在某种程度上增加了某些传染性疾病传播的概率。

这次疫情带给我们的一个启示,就是我们需要适当改变聚餐的方式,比较妥当的做法是分餐制或者使用公筷、公勺。这样做的好处是既能让我们充分感受全家人一起吃饭的温馨,同时又保护了我们的身体健康,所以即便在家里,建议大家也要实行分餐制或者使用公筷、公勺。这种方式能够减少很多传染性疾病的传播,如消化道传染病。

 主持人

和大家分享一个小知识,7 月 28 日是乙肝病毒发现者、已故的诺贝尔奖得主巴鲁克·布隆伯格的诞辰,这一天也是世界肝炎日。早在 2011 年,我国就提出了宣传主题——认识肝炎,科学防治。目前大众对于肝炎的认识越来越清晰,那么您觉得预防肝炎首先要做的是什么?

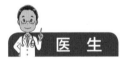 **医　生**

想要预防肝炎,首先就要了解肝炎,武汉市金银潭医院接诊的主要是传染病患者,其中就包括肝病。常见的肝病包括甲型肝炎、乙型肝炎、丙型肝炎、药物性肝炎、自身免疫性肝炎以及脂肪肝等。病毒性肝炎是由多种肝炎病毒引起的一组以肝脏损害为主的传染病,可以通过血液、体液传播,也可以通过母婴传播,如乙型肝炎。依据 2019 年《中国慢性乙型肝炎防治指南》介绍,目前我国还是一个乙肝大国,预防乙型肝炎对我们来说意义重大,其中非常重要的一点就是接种疫苗。

 主持人

请大家一定要记住,想要预防肝炎,可以注射疫苗。

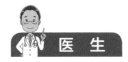

医 生

我们一般通过三个步骤控制传染病的传播流行。第一个，控制传染源；第二个，切断传播途径；第三个，保护易感人群，注射疫苗就是保护易感人群。

我国目前新生儿疫苗接种率非常高，低龄儿童的乙肝阳性率为0.2%~0.4%，全人群的乙肝阳性率为5%~6%。为什么会出现这种差异呢？这是由于所有孩子在出生24小时以内都要接种乙肝疫苗，在孩子1月龄、6月龄的时候还要再次接种，这种策略从根本上保护了我们的孩子免受乙肝病毒的伤害。

对于成年人，大家好像对乙肝病毒就没有那么重视了，平时的关注不足，检查也不够。我建议成年人应该主动进行检测，按需接种疫苗。如果真的发现自己感染了乙肝病毒，也无须惊慌失措，只要积极配合医生进行规范的治疗就可以了。尽早开始治疗，可以减少乙肝病毒给身体造成的损害。

这里要提醒大家，虽然乙肝病毒可以通过血液、性接触以及母婴接触进行传播，但是日常生活中的正常接触，如握手、一起用餐等，并不会感染乙肝病毒。

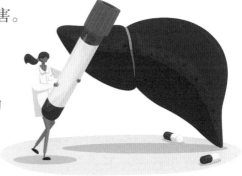

主持人

肝脏是人体中最大的器官，它的作用非常强大，但同时它又非常脆弱，有人形象地将肝脏比喻为"沉默的器官"，很多肝脏疾病初期是没有症状的，因为我们不会产生不适，所以肝脏疾病才比较容易被人忽视。

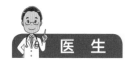

实际上,肝脏的包膜上有神经,如果肝脏出现问题,也会产生一些不适或者疼痛。对于甲型肝炎,它是可以彻底治愈的,治愈以后会产生终身免疫。对于乙型肝炎,如果不积极治疗,就会逐渐发展为肝硬化、肝癌。在我国肝癌的发病人群中,80% 是肝硬化导致的,而将近 70% 的肝硬化是乙型肝炎所致。乙型肝炎发展到肝硬化,这其中有几个危险因素需要关注:首先是 40 岁以上的男性以及 50 岁以上的女性;其次是没有对乙型肝炎进行积极治疗,导致体内病毒拷贝数非常高;最后是乙型肝炎患者的家族中有人因为乙型肝炎导致肝硬化进而引发肝癌。

 主持人

讲到这里,大家是不是有点儿紧张了,开始担心自己肝脏的健康了? 刚才也说了,肝脏是"沉默的器官",那有没有什么方法能让大家及时发现肝脏的异常呢?

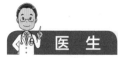

如果我们在一段时间内突然胃口不好了,有时候可能会有些恶心、呕吐,甚至腹泻,还可能伴随肝区胀痛……如果出现了这些症状,建议去医院找医生检查一下。

针对肝炎,目前有比较规范的治疗方案,也有效果很好的抗病毒药物,只要大家规范治疗,病情就一定能够得到控制。

 主持人

说了这么多,大家一定能够感受到,在日常生活中养成健康的生活习惯真的非常重要。那我们应该从哪些方面来让自己的生活习惯更加健康呢?

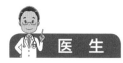 医 生

首先,需要保证充足的睡眠。现有很多年轻人会熬夜加班、追剧,这样长期熬夜对于健康是非常不利的。高质量的睡眠可以让我们的免疫系统得到恢复,所以对于年轻人来说,一定要尽量少熬夜、多休息。

其次,要保持良好的饮食习惯,合理安排自己和家人的日常饮食,根据情况适当增加富含维生素、优质蛋白的食物摄入。

再次,要戒烟、戒酒。吸烟和饮酒的危害相信大家都了解,世界卫生组织曾经的一项调查表明,每4位吸烟者当中就有3位会死于吸烟相关的疾病。所以大家一定要改变吸烟、饮酒这种不健康的生活方式。为了我们自己和家人的健康,请尽可能戒烟、戒酒。如果确实感觉很困难,也可以去医院寻求医生的帮助。

最后,保持乐观的心态。可以每天和自己说一些鼓励的话,珍惜当下的幸福生活,遇到不开心的事情多和亲人朋友沟通交流,安顿好身心,过好生命中的每一天。

此外,我们还应该改变长期静坐的生活方式,积极参与力所能及的体育运动,让我们的身体在运动中更加强健,让我们的心灵在运动中得到放松。

健康的生活方式,值得每一个人拥有!

结　语

　　张定宇博士说:"每个人都将看到自己生命的尽头,只是我生命的尽头比较近,我看见了。看见了以后,我要做的就是享受生活。如何享受生活,每个人的想法都不一样,对我来说,继续进行有意义的工作、学习新的知识,就是在享受生活,这就是一种幸福、一种快乐⋯⋯"

　　从张定宇博士的身上,我们能够感受到一种信念的力量!诺贝尔文学奖得主挪威女作家西格里德·温塞特曾经说过:"如果一个人有足够的信念,他就能够创造奇迹。"无疑,张定宇博士为我们创造了一个奇迹,而我们,也应该创造属于自己的奇迹。

作者简介

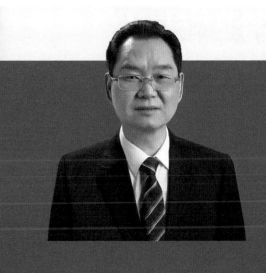

陈孝平

　　中国科学院院士,陈孝平院士健康科普工作室专家库及武汉市健康科普专家指导委员会成员,武汉医学会会长。华中科技大学同济医学院附属同济医院教授、博士研究生导师、主任医师。

医生眼中的"肝胆相照"

华中科技大学同济医学院附属同济医院　陈孝平

日常防护＋疫苗,是我们对抗病毒的有力武器,其实我们身体中有一个"解毒"器官,你知道是什么吗……

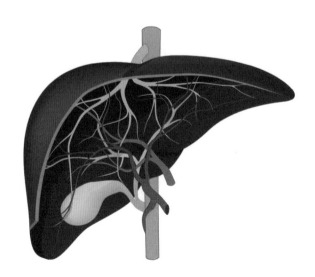

导　语

处暑过后,气温逐渐下降,我们会感觉到夜晚和白天的气温相差很大。到了晚上,凉风习习,吹在身上特别舒服,而古人也特别在意这个时候的感受,他们将其称之为"新凉直万金"。在这样一个特殊的时节,古人会特别注重养生,尤其是养肝和护肝。肝脏主升发,具有疏泄和藏血的作用,其重要性不言而喻。

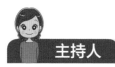

主持人

肝脏是身体中非常重要的器官,您能帮我们详细介绍一下肝脏的功能吗?

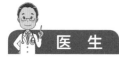

医　生

你刚才已经介绍了肝脏的一些功能,实际上这是中医对肝脏的认识,这和西医对肝脏的认识并不完全一样,属于两套理论体系。

肝脏的确是人体内一个非常重要的器官,也是最大的内脏器官。我们经常将自己最为珍视的事物形容为"心肝宝贝",我在德国学习的时候,一位德国专家也曾经这样比喻过,他说人的生命就在于两个器官,一个是心脏,一个是肝脏,这从一个侧面反映了肝脏的重要性。

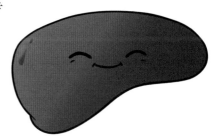

通俗来讲,肝脏就是人体的"化工厂",它的功能非常多。

分泌胆汁,帮助食物消化 我们平时吃的食物中含有蛋白质、脂肪和碳水化合物,消化这些物质离不开肝脏。大家可能很奇怪,肝脏和食物的消化有什么关系?这是由于肝脏可以分泌胆汁,而胆汁是体内非常重要的消化液,可以分解脂肪。如果没有胆汁,我们吃进去的脂肪就无法被身体消化吸收。

代谢合成 我们吃进去的食物被消化吸收,最终大部分被肝脏合成为生命活动必需的物质,如糖原、氨基酸、白蛋白、凝血酶原、维生素等。肝脏还可以调节内环境的稳定,如我们吃进去的馒头被消化为葡萄糖,吸收入血后血糖会升高,这时肝脏可以将葡萄糖合成糖原储存在肝脏中,这样血糖不会升得太高。当我们饥饿时,血糖会降低,肝脏又能把糖原分解成葡萄糖释放入血,维持血糖的稳定。

解毒 肝脏还可以帮助身体解毒,这项功能非常重要。在日常生活中,被我们吃进去的物质,如食物和药物,其中包含多种成分,这些成分有些对人体有利,有些对人体有害。对于有害成分,就需要通过肝脏的解毒功能把它分解。举一个大家比较容易理解的例子,有的人酒量很大,有的人酒量很小,大家都知道饮酒伤肝,对于酒量小的人,饮酒确实是伤肝的,但是对于酒量大的人,这个伤害就相对不那么明显了,因为一物降一物,你有矛我有盾。酒的主要成分是乙醇,乙醇在肝脏中被分解代谢,这其中涉及乙醇脱氢酶和乙醛脱氢酶,有些人这两种酶分泌比较多,就可以更为彻底地将乙醇代谢掉,那么乙醇对于肝脏的伤害就会相对小一些。

其他功能 在胎儿时期肝脏是重要的造血器官,出生后这一功能逐渐被骨髓替代。但是在一些特殊情况下,骨髓造血难以满足人体需要时,肝脏造血功能可以恢复,作为"预备队"弥补骨髓造血功能的不足。肝脏还可以保持人体内细胞成分的平衡,有些红细胞、白细胞、血小板衰老了,肝脏中的吞噬细胞就会将它们吞噬分解掉。肝脏还有调节循环血量的功能,是个"血库"。人体的血液总量约占体重的 8%,如一个人的体重是 60 千克,按照 8% 来计算,那么就约有 4 800 毫升血液,这就是他的血液总量。这 4 800 毫升血液,在日常生活中并非全部进入循环状态,当我们在休息、睡眠的时候,有一部分血液储存在肝脏中;当我们在工作、运动的时候,需要更多的血液进入循环,这就需要肝脏将储存的血液"搬出来"。

除了可以调节血量,肝脏还可以合成凝血酶,起到止血的作用。如果肝脏受损,其合成凝血酶的能力将会受到影响,导致患者出血不止。

总之,肝脏的功能非常多,是人体不可缺少的重要器官。

主持人

您刚才说肝脏可以分泌胆汁,我突然想到一个词——肝胆相照,这两个器官真的是密不可分的吗?

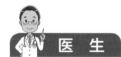

医 生

肝胆相照,从功能上说,两者是不可缺少的,也是密切相关的。从解剖的角度看,胆囊贴伏在肝脏上面,肝脏上有一个"床",胆囊就在肝脏的"胆囊床"上。除了实质外,肝脏还包括两大系统,一个是血管系统,一个是胆管系统。其中血管系统包括动脉和静脉(有流入的,也有流出的)。我们知道动脉主要供应氧气,静脉主要供应营养,这些氧气和营养是肝脏发挥正常生理功能的重要保证。换句话说,如果没有血液供应,肝脏就不可能发挥它应有的生理功能。

刚才我讲到肝脏分泌胆汁,那么胆汁是从哪里来的? 是从肝细胞

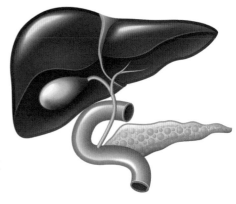

里来的。肝细胞能够持续分泌胆汁，在不需要消化食物的时候，胆汁就储存在胆囊里，胆囊具有浓缩和储存胆汁的作用。进食后，胆囊通过收缩将胆汁排入十二指肠，参与食物的消化，所以从解剖上和功能上，肝和胆都是密不可分的。

主持人

它们真的是彼此"最好的朋友"。

医 生

对，所以说"肝胆相照"真的是一个非常形象的比喻，发明这个词的人大概率是懂得医学的。

主持人

您刚才说的"肝胆相照"，让我想到之前大家都很熟悉的一个故事——"暴走妈妈"，我们从她的故事中了解了很多肝细胞的知识，如肝细胞是可以再生的，这是真的吗？

医 生

肝脏对于大部分人来说还是很神秘的，刚才讲"心肝宝贝"这个比喻也是为了向大家说明肝脏的重要性。有些人得了肝脏肿瘤，需要进行手术治疗，我就和他说"你的肝脏上长了个东西，需要开刀"，他的第一反应是觉得很惊讶"肝脏还能开刀？"患者完全不理解，他们会认为肝脏被切除一块儿，人就会没命了呀。然而事实并不是这样的。

这里可以和大家分享一个医学常识，在人体器官中，肝脏的再生能力（或者称为肝细胞的再生能力）是最强的，也就是说把肝脏切除一部分，经过一段时间，之前切除了多少，它就可以长出来多少。曾经有科学家对此进行过动物实验，将大白鼠的肝脏切除一半，保留一半。切除肝脏大概 48 小时后，大白鼠肝脏的体积，注意我说的是肝脏的体积而不是形状，可以恢复到原来的大小。

对于人类而言，正常情况下即便切除 80% 的肝脏也不会出现明显的生理功能紊乱，人是可以活下来的，这也从侧面证明肝脏的功能储备很强大。

主持人

既然肝细胞是可以再生的，那么如果得了肝病，等着肝脏再生就好了，是这样吗？

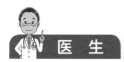

医　生

不同动物肝脏的再生能力是不一样的，需要的时间也是不一样的。对于人类来说，如果将肝脏切除一半，通过临床观察（如 B 超、CT 等影像学检查），大概需要半年到一年的时间才可以恢复到原来的大小，速度要比之前提到的大白鼠慢得多，但是人类肝脏还是可以恢复到原来的大小，注意我说的是体积恢复到原来的大小，不是形状。我之所以要强调不是恢复到原来的形状，是由于此时肝脏的形状已经改变了。大家平时看病经常做超声检查，超声检查中对这种情况有一个描述性词语，叫作"肝脏形态失常"。形态失常指的是正常的形态发生了变化，"肝脏形态失常"往往是肝脏经过手术治疗后的常见描述。

我刚才提到肝脏可以再生,这里有一个前提条件,即在正常情况下肝脏的再生能力很强。当然,肝脏的再生能力还与年龄因素相关,如孩子、年轻人的肝脏再生能力更强,七八十岁的老年人,他的肝脏再生能力相比前者就会差一些,但依然可以再生。注意,这里的前提条件是完全正常的肝脏。如果存在肝脏疾病,它的再生能力就会下降,甚至有可能失去再生能力。

"暴走妈妈"的故事之前被媒体进行了大规模报道,相信很多人对此有所耳闻。"暴走妈妈"的儿子小斌患有先天性肝脏疾病,由于病情反复发作,已经到了必须接受移植手术才能生存的地步。"暴走妈妈"决定将自己的肝脏移植给小斌以挽救儿子的生命。然而,"暴走妈妈"本人患有重度脂肪肝,出于风险的考虑,医生劝她不要做手术,对她来说手术的风险太高了。但是这位妈妈救儿心切,她问我们怎样才能把脂肪肝治好,当时我们给她提了一些建议,简单来说就是"管住嘴,迈开腿",控制饮食,多吃新鲜的蔬菜、水果,适当减少碳水化合物的摄入,多运动。

这位妈妈非常了不起,非常坚强,也非常有毅力。她听了医生的建议,不仅注意饮食,而且每天坚持"暴走"10千米,走破了很多双鞋,就这样坚持了半年。半年之后我们再给她检查身体,重度脂肪肝消失了,她终于可以捐肝救儿子了。

针对儿子小斌的肝脏问题,我们采用了一种新的手术方法,这是我在做博士研究生的时候建立的一种手术方法,将小斌的病肝切除一半,保留一半。为什么要切一半、留一半呢?我刚才不是说即便切除80%的肝脏,仅保留20%肝脏人依然可以活下来吗?这是由于小斌的肝脏是存在疾病的,他的肝脏无法再生,而且功能储备很差,不能维持正常的生理功能,切除更多的肝脏是他无法承受的,而我们一定要帮他补一部分肝脏,这样他才能活下来。我们切取了"暴走妈妈"30%左右的肝脏给儿子小斌,这样就能让小斌度过手术的危险期。

这个手术是 2009 年做的,现在已经过去了十多年,通过我们对母子二人的随访观察,一年之后,妈妈的肝脏在小斌体内长大了,占小斌肝脏总比重的 70% 以上,可见肝脏的再生能力是相当强的。目前母子二人都非常健康,这种治疗结果也让我们感到非常欣慰。

主持人

这真的是一件特别了不起的事情,医生真的很伟大。

医　生

"暴走妈妈"也非常伟大、非常感人。

主持人

您刚才提到脂肪肝,现在生活条件好了,很多朋友会得脂肪肝。脂肪肝可以用药物进行治疗吗,还是只能像"暴走妈妈"一样采用饮食 + 运动的方式呢?

医　生

正如你说的,现在生活条件好了,脂肪肝的发病率明显增加。和你分享一个我的个人感受,我是 1986 年到德国留学的,那时候需要做手术的患者都超重,手术台上往往躺的都是超重的患者。德国医生就问我:"陈博士,你们中国有这样的胖子吗?"我可以感受到他的藐视。确实,那个时候我国可没有那么多超重者,但是现在不一样了,幼儿园的小朋友、小学生就开始出现超重问题,一些十几岁甚至几岁的孩子就有脂肪肝了。

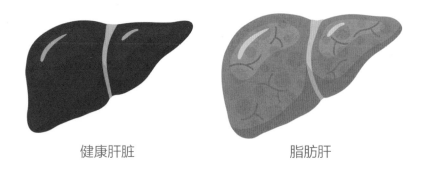

健康肝脏　　　　　　　　　　　脂肪肝

对,现在很多孩子吃得白白胖胖的。

是啊,这就有些矫枉过正了。现在生活条件好了,饮食丰富起来,大人和孩子都比之前吃得多、吃得好。从好的方面想,吃得多、吃得好,确实对健康有益,但是任何事情都要把握一个度,摄入的能量和需要的能量要保持平衡,才能保证人体能量的正常消耗,否则过多的能量将储存在体内。有的人会说"我没吃那么多油,更没吃那么多肉,为什么会得脂肪肝呢?"

这里再和大家分享一个医学常识,如果能量摄入过多,多余的能量会转化为脂肪储存在体内。多余的脂肪会储存在哪里呢?最明显的莫过于我们能直观看到的脸上、肚子上,但是在看不到的地方,脂肪也在默默堆积,如在肝脏,一部分脂肪储存在肝脏,形成了我们熟悉的脂肪肝。得了脂肪肝,如果不好好控制的话,后果是比较严重的,脂肪肝可以发展为肝硬化,肝硬化会严重影响肝功能,引发一系列问题。

多数情况下,脂肪肝是可以逆转的,刚才我讲的"暴走妈妈"就是一个典型的例子,通过"管住嘴,迈开腿",半年的时间重度脂肪肝就消失了,在此期间并没有经过药物治疗。脂肪肝如果逐渐加重,甚至引发肝硬化,就不可逆转了,这时的治疗难度会很大。对于脂肪肝的治疗,我还是想告诉大家,一定要在早期,通过饮食控制和加强运动的方式让脂肪肝逆转,不要一开始就寄希望于药物治疗。

小贴士

脂肪肝分为两大类,即酒精性脂肪肝和非酒精性脂肪肝。

非酒精性脂肪肝的发生和超重关系密切,大部分肥胖人群会在体检时被查出脂肪肝。

酒精性脂肪肝,顾名思义与饮酒有关,长期大量饮酒会导致肝脏脂肪变性,最后可能导致酒精性肝硬化。

主持人

市面上有各种各样的护肝药,这些药物真的能护肝吗?

医　生

有一句话大家应该都听过,那就是"是药三分毒"。既然是药,它就有好的一面,也有不好的一面,好的一面就是治疗效果,不好的一面我们称其为不良反应。简单来说,不良反应就是除治疗作用之外的其他人们不希望出现的作用。

目前市面上确实存在很多护肝药,而这些所谓的"护肝药"并非解决脂肪肝的问题,而是解决肝功能的问题。如大家都知道的转氨酶,转氨酶如果升高了,可以用药把它降下来,但转氨酶降低实际上是表面现象,就像有人得了肺炎,用了退热药可以把体温降下来,但他的肺炎并没有好转,这是一种治标不治本的方式。同样道理,通过服用所谓的"护肝药"把转氨酶降下来了,但是脂肪肝的问题依然存在,并没有得到解决。一方面,"护肝药"并没有从根本上解决脂肪肝的问题;另一方面,肝脏具有解毒功能,绝大多数药物要经过肝脏代谢,服用"护肝药"必然加重肝脏的负担,再加上药物可能出现的不良反应……这样一看是不是就能明白我为什么一直建议大家通过改变生活方式来改善脂肪肝了?

当然,现在也有很多药物可以治疗脂肪肝,其中一些药物是通过减少食物的吸收来帮助患者减肥,进而控制脂肪肝。道理和上面提到的一样,我依然不建议大家总是想着用药,还是那句话,"管住嘴,迈开腿",平时多注意控制饮食、进行适当的运动,将体重保持在合理范围内,这是预防和治疗脂肪肝的最好方法。

主持人

您刚才还提到了,有的人酒量很大,有的人酒量很小,是不是说酒量大的人他的肝功能就会更强大一些? 酒对于肝脏的影响应该是非常大的吧?

医 生

我刚才讲了,如果一个人酒量很大,酒对他肝脏的影响是相对不那么明显的,为什么呢? 因为这个人的肝脏能够对付酒精。肝脏具有解毒功能,酒精中对肝脏损害最明显的成分是乙醇,肝脏中有一种酶叫作乙醇脱氢酶。受到遗传因素的影响,有的人肝脏里乙醇脱氢酶的分泌非常旺盛,他的酒量就很大,这边喝进去,那边乙醇脱氢酶就把乙醇代谢了。有的人肝脏里乙醇脱氢酶的分泌没有那么旺盛,他的酒量可能就很小,这和遗传相关。

当然,什么事情都要把握一个度,饮酒也要考虑量的问题。过量饮酒,超过了肝脏的处理能力,肯定会给身体带来危害。在过去的西方国家,很多患者存在肝硬化,这种肝硬化不是由肝炎引起的,而是由长期大量饮酒引起的。当时很多西方人有大量饮酒的习惯,所以他们患酒精性肝硬化的比例很高。

现在大家对于健康越来越重视,也接受了很多健康的生活理念,所以国内这方面的情况就会好很多。在此提醒大家,饮酒一定要控制量。

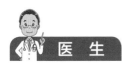

我国现在肝病情况如何呢?

我国的肝病从内科疾病来看,主要分为两部分,一部分是肝炎,另一部分是脂肪肝。1992年第二次全国乙肝血清学调查显示,人群乙肝病毒表面抗原(HBsAg)阳性率为9.75%,这个比例很高了,所以说对中国人的生命健康威胁最大的肝病是肝炎,其次是脂肪肝。

得了肝炎之后,它的转归有几个方向,一个方向是完全治好了,这是大家最希望看到的。接种乙肝疫苗是可以预防乙肝的,预防乙肝的效果如何,就要看体内是否产生抗体——HBsAb。如果大家在进行病毒检测的时候发现自己并没有接种乙肝疫苗,但是体内存在抗体,即HBsAb呈阳性,就说明曾经被乙肝病毒感染过,但由于身体的抵抗力比较好,把病毒清除了,体内产生了HBsAb,代表获得了对乙肝病毒的免疫力,HBsAb是一种"好"抗体。

小贴士

我们日常所说的"乙肝五项"其实指的是乙肝病毒标志物,包括如下免疫学指标。

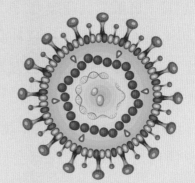

1. 乙肝病毒表面抗原:HBsAg。

2. 乙肝病毒表面抗体:HBsAb。

3. 乙肝病毒 e 抗原:HBeAg。

4. 乙肝病毒 e 抗体:HBeAb。

5. 乙肝病毒核心抗体:HBcAb。

上面说的抗体是"好"抗体,还有不好的抗体,叫作乙肝病毒核心抗体(HBcAb),它的出现说明人体被乙肝病毒感染过,而且病毒还在体内,并没有被完全消灭。

肝炎往坏的方向发展,就会发展成肝硬化。肝硬化的表现包括腹腔积液(就是我们平时经常讲的肝腹水)以及消化道出血(如呕血、便血),这都是由于肝硬化造成的门静脉高压引起的。刚才我讲了肝脏有几条血管,其中一条血管进入肝脏,被称为门静脉,它为肝脏提供营养,一旦肝脏发生硬化,这条血管的通路就不畅了,肝脏纤维化阻碍了这条血管的血流,使血流速度减慢,这样就造成了整个血管系统压力增高。压力增高带来的后果是静脉曲张,在这种情况下如果吃东西不注意,血管很容易破裂,一旦破裂就会发生大出血,如果救治不及时,患者会有生命危险。在三十多年前,我曾经遇到一位患者,他是在住院期间在病房里突然发生大出血,从护士发现到医生到床边进行抢救,这个过程实际上时间并不是很长,但是他的出血量很大,约为 3 000 毫升,这是患者的身体很难承受的,患者的心跳和呼吸很快就停止了,最终医生宣告抢救失败。当然,现在的医疗水平和之前相比有了很大的提高,如果出血量不是那么大,还是可以成功抢救的。

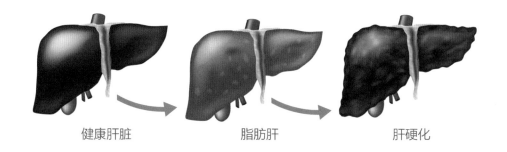

健康肝脏　　　　　　脂肪肝　　　　　　　　肝硬化

　　此外,门静脉高压还可以造成巨脾。什么叫巨脾?我们体内有一个器官叫作脾,脾是人体的"血库",正常情况下脾脏很小,看不到、摸不到,但是发生了肝硬化门静脉高压之后,脾就会增大。脾可以大到什么程度呢?正常情况下看不到、摸不到的脾可以长到盆腔中,整个肚子里面都是脾脏。湖北人对于血吸虫病并不陌生,血吸虫病在湖北算是一种常见的流行病,血吸虫病最主要的表现就是巨脾。脾增大会导致什么后果呢?正常情况下脾贮存血液,但是当脾增大之后,它就会破坏体内的红细胞、白细胞、血小板。医学上有个俗语叫"三少",描述的就是红细胞减少了,白细胞减少了,血小板也减少了。那"三少"的后果是什么呢?红细胞减少了,大家都知道后果是贫血,贫血的人往往没有精神、没有力量,无精打采;白细胞减少了,人的抵抗力就会变差,很容易患感冒,各种各样的病都来了;血小板减少,人的凝血功能就会降低,有些人皮肤上经常是青一块紫一块,牙龈也经常出血,这就是凝血功能降低的表现。

　　一旦进展为肝硬化,这个过程就不可逆转了,所以我们一定要在肝炎和脂肪肝阶段将病情控制住。

　　肝硬化最危险、最可怕的结果就是癌变,也就是发展为肝癌。过去,当我还是一名年轻医生的时候,大家都将肝癌称为"癌中之王",是没办法治的。现在由于科学技术的发展,特别是外科技术的进步,肝癌可以手术切除,但是一定要早期发现,早期发现的肝癌目前治疗效果很好。

总体来说,"肝胆相照",肝和胆是没办法分开的。肝脏的常见疾病中,既有内科疾病,也有外科疾病,内科疾病和外科疾病相互联系。肝炎在早期属于内科疾病,需要到内科进行治疗,到了晚期,引起了我刚才讲的那一系列变化,如消化道出血、巨脾、癌变,就需要到外科进行治疗了。

主持人

您对于肝炎的预防有什么建议吗?

医 生

肝炎重在预防,其实所有的疾病都重在预防。我刚才讲过肝炎有很多种,在中国患病率最高的是乙型肝炎,乙型肝炎的主要传播途径为母婴传播和血液、体液传播以及性传播,此外还有医源性感染的可能性。在日常生活中,首先,要接种乙肝疫苗,这是保护我们不受病毒侵害的第一道防线。其次,不要共用剃须刀、牙刷等生活用品。当然,做好个人卫生是对健康的强大保护,尤其是手卫生,对于肝炎来说,"病从口入"一直是值得关注的重点。在做好个人卫生的基础上,还要注意食物、水源的清洁卫生,日常所有的餐具应该彻底清洗干净,有条件的时候可以选择使用消毒柜进行消毒,当然还包括现在积极提倡的分餐制,上述措施都可以有效预防肝炎的传播。

有些人认为分餐制是西方的饮食方式,其实在中国古代就有了分餐制。我相信所有人一定都看过一些历史小说或者历史题材的影视剧,比如在电视剧《三国演义》中,就有很多宴会的镜头,大家都坐在自己的座位上,座位前放着一个餐桌,餐桌上是为每个人精心准备的美酒佳肴。你看,这和我们现在提倡的分餐制是不是如出一辙?所以说分餐制古已有之。

结　语

肝是我们体内的"化工厂",胆负责浓缩和储存胆汁,两者密不可分,只有肝胆健康,我们的身体才能健康。让我们一起用科学的方法保护肝胆吧!

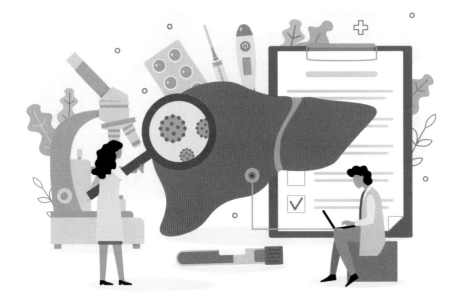

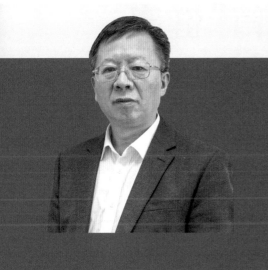

作者简介

熊枝繁

　　陈孝平院士健康科普工作室专家库及武汉市健康科普专家指导委员会成员，武汉医学会常务理事。华中科技大学同济医学院附属梨园医院教授、博士研究生导师、主任医师。

破除谣言，保"胃"健康

华中科技大学同济医学院附属梨园医院　熊枝繁

一日三餐，一年四季，吃饭让我们获得充沛的能量以应对不同的挑战，也让我们和家人在一起分享美食，享受温馨的时光。这一切，都有胃的默默陪伴……

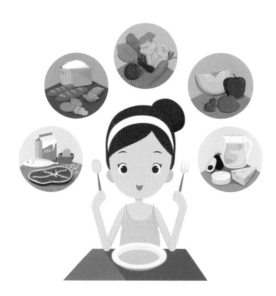

导　语

从食物进入嘴巴的那一刻起，它就开启了一段惊心动魄的消化之旅，它要经历消化系统的重重关卡，从口腔、食管到胃和肠道，它将转变面貌，化身为营养物质被人体吸收，而最终的产物将通过肛门离开人体，宣告旅行的结束。

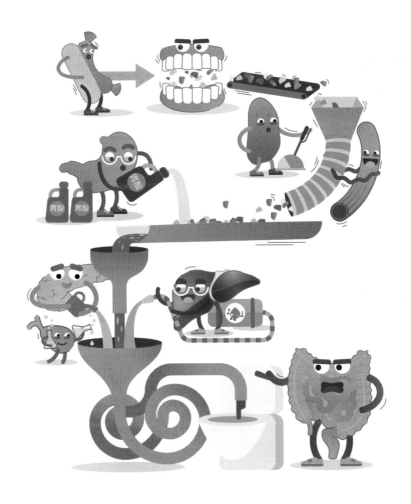

大家常说的"胃肠道疾病"是不是指的就是胃和肠两个器官的疾病？

不是，实际上我们在日常生活中提到的"胃肠道"，指的是整个消化系统。

那它们分别承担着什么消化工作呢？

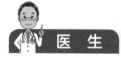

消化系统包括两大方面。首先是管道系统，包括肠道系统（包括口腔、食管、胃、肠以及肛门）以及胆道系统（包括胆囊、胆管）；其次是腺体，小腺体分布在整个胃肠道黏膜上，大腺体则有唾液腺、肝脏和胰腺。

很多朋友说"我的脾胃不太好"，还有一些朋友说"我的肠胃不太好"，这两种说法好像指的都是消化系统的问题，到底哪种说法更准确？

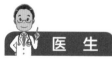

两种说法都对，只是站的角度不一样，"脾胃"是中医的说法，范围要相对广泛一些，"脾胃不太好"除了包括消化系统本身疾病引起的不

适外,还包括全身其他部位疾病导致的消化系统不适。"肠胃"是西医的说法,"肠胃不太好"指的是消化系统本身的疾病导致的不适。

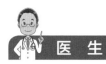

消化系统疾病通常有哪些呢?

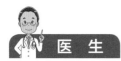

消化系统的管道系统有两个,即肠道系统和胆道系统,另外还包括腺体。以上所说的这些器官组织出现的病变都可以引起消化系统疾病,如食管炎、胃炎、消化性溃疡、肝炎、胰腺炎等,都是消化系统的常见疾病。当然,消化系统肿瘤也很常见,如食管癌、胃癌、肠癌、肝癌、胰腺癌,这五种肿瘤的发病率都比较高。

主持人

肿瘤应该算是消化系统中最严重的疾病了吧?

医　生

这样来说吧,整个消化系统是体内最容易得病的地方,病从口入嘛。实际情况是一般的疾病有很多,如胃炎、食管炎;严重的疾病也有很多,如重症胰腺炎、肝衰竭等,这些严重疾病的死亡率并不亚于心肌梗死。目前死亡率非常高的两个肿瘤,即肝癌和胰腺癌,就属于消化系统肿瘤。

主持人

据我所知胰腺癌的死亡率非常高,对吧?

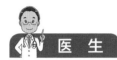

是的,胰腺癌是恶性程度非常高的肿瘤,常在不知不觉中发生,很多患者往往表现为胃部不适,胰腺癌发展非常迅速,目前的死亡率相当高。

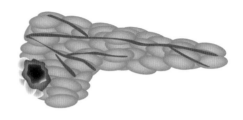

消化系统肿瘤,除外遗传因素所致,病变是否都有一个从健康状态逐渐恶化的过程,这个过程到底是怎样的?

除外遗传性疾病,人生下来,其器官都处于正常的生理状态。从简单的疾病演变到比较严重的疾病多半要经历漫长的过程,以消化系统为例,首先是急性炎症,急性炎症以后,接下来就是慢性炎症,在慢性炎症的基础上有可能出现一些继发问题,如肠上皮化生、不典型增生,进而发展到癌前病变,接下来就会转变成癌。

那引发上述病变的原因是什么?

引发上述病变的原因有很多,首先是感染,除外遗传因素,上述病变多半是从感染开始的。其次是生活习惯,不良的生活习惯可以导致机体癌基因增强。最后是环境因素,如生活的环境中一些有害物质含量过高,也可以引发上述病变。

主持人

哪些不良饮食习惯容易导致消化系统疾病呢?

医 生

很多不良饮食习惯与消化系统疾病,尤其是消化系统恶性肿瘤相关,如果能够纠正这些不良饮食习惯,就有可能减少疾病的发生。

第一个不良饮食习惯是饮食不卫生。我们都知道"病从口入",饮食的卫生对于维护健康至关重要。如果食用了不卫生的食物,就有可能出现急性肠炎、急性胃炎等疾病。

第二个不良饮食习惯是饮食无规律。长时间不进食或者暴饮暴食等无规律的饮食习惯会导致一系列消化系统疾病,如急性胰腺炎。所谓的"规律进食"其实很简单,即每日三餐时间相对固定,每餐时间分配合理,吃七八分饱,避免过饥过饱,也就是我们常说的"定时、定点、定量"。

第三个不良饮食习惯是经常食用刺激性食物。刺激性食物要尽量少吃,最好不要吃,尤其是对于本身就存在消化系统疾病的人,刺激性食物会对消化系统产生强烈刺激。

第四个不良饮食习惯是烟酒嗜好。一方面,烟酒对消化系统具有刺激作用,另一方面,烟酒会通过其中所含的有害物质引发癌变。

第五个不良饮食习惯是嗜食腌制、熏制等食物。一方面,上述食物含盐量高;另一方面,上述食物存放时间比较长,不利于健康。我们提倡减少此类食物的摄入,多吃新鲜的蔬菜和水果。

第六个不良饮食习惯是嗜食滚烫的食物,如在我国的一些地方大家喜欢饮用滚烫的茶水,这和食管癌的发生密切相关。

此外,一些不良生活习惯也会对消化系统产生不利影响,如睡眠不足和心理情绪问题等。

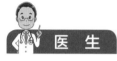

主持人

有些人说"不吃早餐,容易得胆结石",有些人说"吃了早餐,才容易得胆结石",还有些人说"吃不吃早餐完全看个人习惯,如果不吃,也不用改变",到底哪种说法是正确的?

医 生

这里面其实涉及两个问题,第一个问题是不吃早餐是否会引发胆结石,第二个问题是我们到底要不要吃早餐。

首先回答第一个问题。如果不吃早餐,肯定容易得胃病,同时也的确容易得胆结石。原因很简单,人把食物吃进去,通过消化吸收,把营养物质运输到全身器官组织。食物中的脂肪要靠胆汁来消化,胆汁由肝脏分泌,储存在胆囊中,当人进食后,胆汁才排入十二指肠,如果不进食,胆汁就一直在胆囊中储存、浓缩。如果一个人一晚上没有进食,第二天又不吃早餐,那么胆汁在胆囊中已经存在了 12 小时,再加上午饭之前的几个小时,胆汁长时间停留在胆囊中就容易发生淤积,形成结石。

接下来回答第二个问题,是不是可以一直不吃早餐。如果一个人从小就是一日两餐,那么这种饮食习惯即便持续下去，对他的健康也不会产生太大的不利影响。但是我们中的大多数人，从小到大的饮食习惯还是以一日三餐为主，我们的身体已经适应了这种饮食模式。在这种情况下不吃早餐，对健康肯定是不利的，所以我们更推荐一日三餐的饮食方式。

有种说法是"早上吃好，中午吃饱，晚上吃少"，这种说法正确吗？

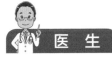

不同的人群在三餐食物的分配上还是有细微差别的。如果对象是处于生长发育阶段的儿童，"早上吃好，中午吃饱，晚上吃少"相对比较正确；如果对象是成年人，尤其是中年人，应该是"早上吃好，中午吃好，晚上吃少"；如果对象是老年人，应该是"早上中午吃好又吃少，晚上要吃少"，也就是说老年人每餐七八分饱就够了，吃多了反而会引发疾病。

我刚刚注意到一个细节，不管是儿童、中年人还是老年人，晚餐都建议少吃，为什么呢？

消化系统主要负责消化、吸收营养物质，为人体的活动提供能量。早上要吃好，但不要吃得太饱，因为上午工作量相当大，如果早上吃得很饱，大量血液进入消化系统参与消化，工作效率就会下降。中午可以吃得饱一点儿，因为很多人有午休的习惯，中午休息一下，下午再工作的时候食物已经消化了一些,不会影响下午的工作效率。晚上吃少一点儿,是出于大多数人晚餐之后不会再进行运动了,如果晚餐吃太多,热量就会超标,不利于健康。

还有一种说法"人在虚弱的时候应该吃清淡的食物",这是真的吗?

医　生

虚弱实际上有两种状况,一种情况是觉得自己没有劲儿,这里首先要考虑是否存在疾病。如果确实存在消化系统疾病,且医生建议这段时间要吃得清淡一些,那么就没有问题,听医生的话就好。另外一种情况是觉得自己很劳累,又排除了疾病的情况。在这种情况下建议大家应该多补充一些营养物质,如优质蛋白,此时如果过分强调清淡饮食反而会加重疲劳感。

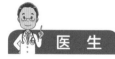

在体检中,很多人需要进行碳 -13 呼气检测,这项检测的作用到底是什么呢?

医　生

碳 -13 呼气检测的主要作用是检测我们是否存在幽门螺杆菌感染。

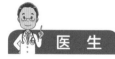

据说幽门螺杆菌对消化系统危害极大,是这样吗?

幽门螺杆菌由消化科医生 Warren 和病理科医生 Marshall 首次从人体胃黏膜中分离,他们发现了幽门螺杆菌在胃炎、胃溃疡等疾病中的作用,并因此获得了 2005 年诺贝尔生理学或医学奖。幽门螺杆菌是革兰氏阴性杆菌,通过粪 - 口、口 - 口传播,一旦进入人体,就会定植在胃黏膜处长期生存。幽门螺杆菌的自然清除率很低,通过人类自身的免疫力很难将其清除。

进入人体的幽门螺杆菌会在胃里"兴风作浪",它会释放毒素使胃黏膜上皮细胞坏死,导致胃黏膜萎缩、引发溃疡。这种损伤如果长期持续存在,就有可能引发胃癌,所以幽门螺杆菌与慢性活动性胃炎、消化性溃疡、胃黏膜相关淋巴组织淋巴瘤以及胃癌关系密切。目前,我国人群中幽门螺杆菌的感染率超过 50%,我国针对幽门螺杆菌的干预率为 40%~90%。

针对幽门螺杆菌的主要治疗方法是什么?

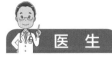

根据《第五次全国幽门螺杆菌感染处理共识报告》,目前针对幽门螺杆菌的治疗药物包括质子泵抑制剂,即我们常说的"拉唑类药物",包括奥美拉唑、兰索拉唑、泮托拉唑、雷贝拉唑、埃索美拉唑;铋剂,如胶体果

胶铋;在此基础上再加上两种抗生素,如克拉霉素、阿莫西林、甲硝唑、氧氟沙星。应用上述药物治疗幽门螺杆菌感染,即所谓的"四联疗法",整体治疗时间为 10~14 天。

幽门螺杆菌感染可以被根治吗?

幽门螺杆菌感染是可以被根治的。刚才提到,四联疗法的整体治疗时间为 10~14 天。如果在幽门螺杆菌高发区,疗程就是 14 天;如果在幽门螺杆菌低发区,疗程就是 10 天。经过科学规范的治疗,幽门螺杆菌可以被彻底清除。这里提醒大家,如果想根治幽门螺杆菌感染,建议和家人共同治疗,这样才不会发生相互感染的情况。

市面上有很多宣称能够"治疗"幽门螺杆菌的牙膏,这是真的吗?

从医学的角度出发,治疗幽门螺杆菌感染的规范方法就是上面提到的四联疗法,四种药物均采用标准剂量口服,持续 10~14 天,这样才能根治。即便将上述四种药物全部加入牙膏中,但它们也仅是作用于牙齿表面,并非口服进入人体,治疗作用应该说微乎其微。

一直听人说"养胃",那"养胃"到底应该遵循什么原则呢?

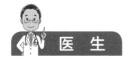

实际上,我们日常所说的"养胃",是指使消化系统处于一种良好的状态,在健康饮食的基础上让我们能够想吃什么就吃什么,吃进去的食物能够得到有效的消化吸收,同时消化系统没有病变。如果采用的方法既不能吃,又影响营养物质的消化吸收,还可能导致消化系统疾病,那就不叫"养胃"。想要使消化系统处于良好状态,在生活习惯上确实有一些需要注意的地方。

首先,在日常生活中应该规避刚才提到的几个不良饮食习惯,在日常饮食中,不要吃得太咸。说到均衡饮食,其实我们可以多吃一些时令蔬果,适量摄入肉类、蛋类和海产品,让我们的饮食种类丰富起来。现在越来越多的人开始重视膳食纤维的作用,蔬菜、水果和粗粮都含有比较丰富的膳食纤维,在饮食中可以重点添加。

年轻人非常喜欢吃夜宵,这不仅不符合晚餐要吃得少一点儿的建议,还会加重消化系统的负担;高温煎炸类食物也深受年轻人的喜爱,但这些都会对消化系统产生不利影响。

其次,有些人患有基础疾病,需要服用药物治疗,而部分药物对消化系统具有刺激性作用,如阿司匹林等。这里给大家两个提示:首先,用药一定要遵医嘱,不要自行服药;其次,如果您有消化系统疾病,一定要和医生及时沟通,这样在医生开具处方的时候就会选择一些对消化系统比较"友好"的药物。

最后提醒大家,现在生活节奏快,大家的压力都很大,此时我们更要保持积极乐观的心态,因为压力大、情绪低落,再加上过度劳累,这些都会影响消化系统的健康。

主持人

相信很多人存在便秘问题,有些人甚至是五六天不排便,请问针对便秘,有什么好的建议吗?

医　生

严格来说,便秘不是疾病,而是一种症状,很多疾病可以引发便秘。便秘既和饮食有关(饮食中是否摄入了足量的膳食纤维),也和运动有关,还和精神状态、年龄有关,如很多老年人存在便秘问题(部分老年人也存在腹泻的情况)。

正常情况下,排便的频率因人而异,从每天 2~3 次到每周 2~3 次,也就是说每天解 2~3 次大便是正常的,每周解 2~3 次大便也是正常的。如果说 5~6 天解一次大便,那肯定存在便秘。在这种情况下,建议去医院就诊,可以进行便常规和肠镜等检查。在排除疾病的前提下,可以通过适当改变生活方式来改善便秘情况,如适当增加膳食纤维的摄入、多饮水、多运动,必要的时候可以在医生的指导下用药缓解。

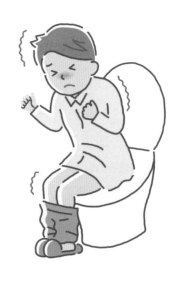

● **小贴士**

关于便秘,这里有三点小提示。

首先,要养成良好的排便习惯,最好是在一天中相对固定的时间段排便,如起床后或者吃完饭以后。排便的时候应该专心,一边玩手机一边排便会导致便意延迟，建议大家排便的时候不要带手机。

其次，老年人一定要重视便秘问题，很多老年人因为排便时用力过大而引发心肌梗死。建议老年人不要默默承受便秘的痛苦，应该及时寻求医生的帮助。

最后，便秘不要自行用药，尤其是一些刺激性泻药，如番泻叶等，这些药物长期使用会让肠道产生耐受性，越用效果越差，还会引发其他健康问题。

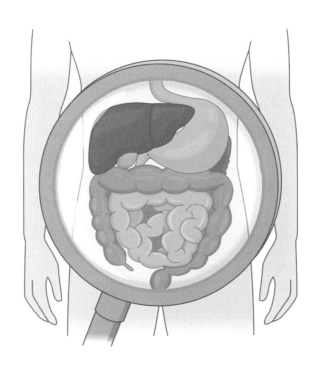

结 语

想要拥有健康的身体，消化系统的健康不容忽视，而这和我们良好的饮食习惯息息相关。保"胃"健康，刻不容缓。

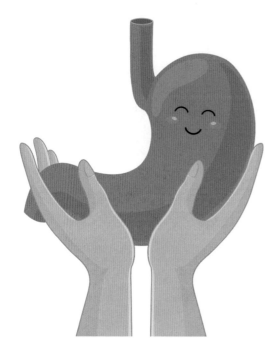

作者简介

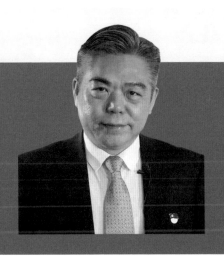

唐其柱

　　陈孝平院士健康科普工作室专家库及武汉市健康科普专家指导委员会成员。武汉大学教授、博士研究生导师、主任医师。

医生和你谈谈"心"

武汉大学　唐其柱

心脏是人体的"发动机",它充满节奏地跳动,展示着生命的激情与力量。如果有一天,"发动机"出了问题,我们应该怎么办……

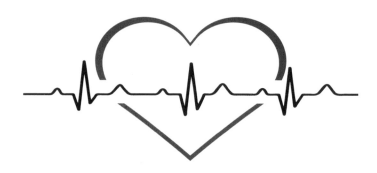

导　语

在日常生活中,当我们表达自己的情绪时,经常会带一个"心"字。如高兴的时候会说"我真的非常开心",难过的时候会说"我真的非常伤心",家长教育孩子的时候会说"你要多用心",年轻男女看到中意的异性时会说"这是心动的感觉"。现在,就让我们一起来谈谈"心"。

主持人

刚刚我们说到的这些,如开心、伤心、用心或者心动的感觉,是不是医学上所说的"心"呢?

医　生

上面提到的这些"心",和现代医学中的"心"是两个完全不同的概念。我们平常所说的"心"一般涉及精神和意识领域。我们要在这篇文章中谈的"心",则是指人类的心脏。心脏是我们身体里的动力器官,人的生命能够存在,依赖心脏永不停息、有规律、有力地跳动,以此来维持全身的血液循环。

主持人

您刚刚提到了两个词,一个是永不停息,第二个是有规律,那一旦停止跳动或者是无规律跳动,是不是就意味着心脏出现了一些小问题?

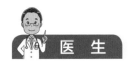

那可不是小问题！如果心脏停止跳动,我们的生命很可能就终止了。经常说某人的心脏停止了跳动,那就意味着他的生命就此终结。

经常听到老年人说"我有心脏病","心脏病"是一种具体的疾病,还是心脏相关疾病的统称呢?

"心脏病"是所有心血管疾病的统称。心脏病分为很多类型。从形态结构上看,正常人的心脏位于胸腔,一般心脏的大小和人的拳头差不多。心脏主要有两种活动形式,一种是电活动,心脏要有规律地激动;第二种是机械活动,心脏要有力地跳动。两者共同作用,为人体的血液流动提供动力,体现出心脏的泵血功能。目前的研究认为,心脏同时还是神经内分泌器官,也可能和天然免疫有关,是一个免疫功能相关的器官。

小贴士

正常人的心脏,就如同一个拥有四个房间的住宅。

四个房间分别是左心室和右心室、左心房和右心房。

房间的墙壁是由肌肉构成的,心房的肌肉比较薄,而心室的肌肉比较厚。

房间里有四扇门,分别是二尖瓣、三尖瓣、主动脉瓣和肺动脉瓣。

房间的供水系统主要包括主动脉和肺动脉。

房间的供电系统为心脏的电传导系统,其中最重要的是窦房结。

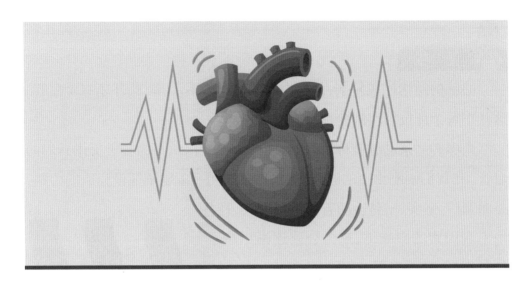

心脏的主要作用是泵血,推动血液流动,向器官、组织提供充足的氧气和营养以维持我们的生命。人体的重要器官都要靠心脏作为"动力泵"泵血,如果心脏的泵血功能减弱,就会慢慢形成心力衰竭;如果心脏突然停止跳动,就会发生猝死。

有人将心脏比喻为维持人类生命的"发动机",那心脏跳动的动力是从哪里来的?

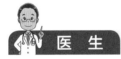

在右心房的上部有一个结构叫作窦房结,它会发出电信号,犹如天然的起搏器,电活动通过结间束到达房室结,再通过希氏束继续传导至左右束支,指挥心房和心室的收缩与舒张,进而产生有规律的跳动。

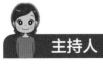

一颗心脏,从健康状态发展到病理状态是一个怎样的过程?

医　生

　　心脏的结构比较复杂,包括左右心室和左右心房,此外还有大血管。这其中每个部位发生病变都可能引发疾病。

　　人体有一条动脉被称为冠状动脉,它是专门负责为心脏提供营养的血管。在我们刚刚出生的时候,冠状动脉如同一条刚刚铺设完成的公路,路面宽广、坚实、平整。随着年龄的增大,在各种不利因素的影响下,这条公路逐渐出现了各种问题,路面开始变得凹凸不平,这时血脂就会钻入其中的薄弱处,并吸引血液中的炎症细胞等物质一起在薄弱处安家落户、繁衍生息,进一步加重路面问题,如出现路面开裂(血管弹性变差)。路况差了,路上行驶的车辆速度就会减慢(血流速度减慢),这就是冠状动脉粥样硬化。

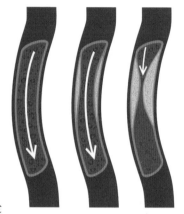

　　冠状动脉粥样硬化会导致两个严重后果。首先,供应心脏的血流减少,心脏得不到充足的血液供应,就会出现心肌缺血,表现为心绞痛。由于冠状动脉本身狭窄或供血不足导致心脏出现损害,被称为冠状动脉粥样硬化性心脏病,简称冠心病。

　　其次,如果有一天,这条公路上的薄弱处终于承受不住"坏分子"一家的逐步扩张而突然破裂,"坏分子"一家(栓子)就有可能堵住公路,导致车辆突然停止移动(心脏血流中断)。在这种情况下,心脏将会出现严重的缺血和坏死,导致致命的心肌梗死。

　　此外,心脏泵血的时候阻力增大,心肌会变得肥厚。长此以往,血管、心肌本身会出现很多问题,如炎症、变性。还有很多因素会对心肌产生影响,如原发性或继发性心肌病。

刚才也介绍过,心脏还有瓣膜结构,如二尖瓣、三尖瓣,瓣膜有可能出现狭窄或者关闭不全,就会出现瓣膜性心脏病,这也很常见,其中以风湿性心脏病比较多见。当各种因素长时间作用,导致心脏的搏动功能减弱,最终出现心力衰竭。

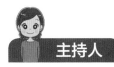

主持人

目前,我国的心血管疾病发病情况如何?

医 生

在我国,心血管疾病是严重危害人民健康的疾病。党和国家历来高度重视人民健康,经过不懈努力,到 2006 年,我国的人均寿命达到 70.6 岁,从 2006 年到 2016 年,我国的人均寿命也在提高,但是增速放缓,10 年只增加了 1.4 岁。我国人均寿命前期快速提高的主要原因有两个:一是急性传染性疾病发病率大幅下降;二是新生儿死亡率下降。之后,我们的生活方式逐渐发生了改变,慢性非传染性疾病,特别是心血管疾病的发病率逐渐增高,故我国人均寿命增速放缓。最近几年,随着健康科普知识的传播,人均寿命继续稳步提高,到 2021 年我国人口平均预期寿命达到 76.34 岁。

目前,心血管疾病依然是严重危害人类健康的疾病,《中国心血管健康与疾病报告 2019》显示,我国现有心血管疾病患者 3.3 亿,冠心病患病人群达到 1 100 万,高血压患病人群约 2.45 亿,可见心血管疾病的发病率非常高。

心脏病会导致电活动异常,如发生严重的心律失常,特别是心室颤动,有可能发生猝死;还可能导致严重的心肌梗死,甚至心脏破裂;由于长期的心脏损害,会导致心功能不全、心力衰竭。心力衰竭会严重影响身体健康,有可能导致患者死亡。根据 2017 年的一项调查结果显示,心脑血管疾病所致死亡在总死亡原因当中,在农村已经达到 45.91%,在城市也已经达到 43.56%,占比很高,是第一位死亡原因(第二位是恶性肿瘤,第三位是慢性呼吸系统疾病)。所以我们要高度重视心血管疾病。

主持人

很多朋友说"现在生活条件好了,心血管疾病的发病率也高了",这两者之间有直接关系吗?

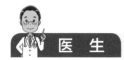

两者确实是相关的。这里我可以和大家分享一个案例。在 20 世纪六七十年代,在芬兰首都赫尔辛基很难看到老年男性。这是由于男性在刚刚接近老年的时候就会因为严重的冠心病发作而过早死亡。在芬兰北部地区,经过长期的调查发现,男性吸烟和大量吃黄油的情况比较严重,经过十年的时间,通过各种方法,将该地区男性吸烟人群所占比例从 50% 降低到 20%,大量吃黄油人群所占比例从 90% 降到 20%,心血管疾病的发病率和死亡率大幅下降,到了 20 世纪 90 年代,在心血管疾病的发病率、患病率以及死亡率方面,芬兰和其他欧洲国家就已经接近了。

我分享这个案例是想告诉大家,心血管疾病是可以预防的。心血管疾病的预防分为三级,也就是我们经常听到的三级预防。对于健康人群,要规避各种可能损害心脏健康的危险因素,这是一级预防;如果已经出现了危险因素,就要防止心血管疾病的发生,这是二级预防;如果已经发生了心血管疾病,就要预防疾病加重,这是三级预防。根据情况对心血管疾病进行逐级预防和控制,是能够取得成效的。

 **主持人**

我前几天看到一则新闻报道说有个小伙子天天运动,突然有一天就在运动场上猝死了。像这种经常运动的年轻人为什么会发生猝死呢?

 **医 生**

我们经常听到一句话——生命在于运动,这是对的,但是生命不在于剧烈运动,而在于有规律的、科学的运动。运动是为了健康,本身已经患有严重疾病,如心力衰竭、冠心病,这个时候就不适于进行高强度运动。

一些人会在运动中发生猝死,他们有可能患有基础心脏疾病。高强度的运动,加上交感神经兴奋,最终导致心脏停搏、猝死。

刚刚提到的那则新闻,我认为可能这个小伙子本身就存在心脏方面的问题,如冠心病、心肌病,或者严重的心律失常,在运动中或者应激情况下疾病被诱发,导致猝死。对于存在这种情况的人,应该进行心血管疾病的二级或者三级预防。

建议大家在运动前要对自己的心脏情况,甚至整体健康状况有所了解,明确适合自己的运动方式以及运动量,必要的时候可以咨询医生获得专业建议。如果一个人存在心功能不全,这种情况下进行强度不大的规律运动就好,如散步、打太极拳等。只有身体能够承受的运动,才是对健康有促进作用的运动,长期、高强度、超过身体承受能力的运动很可能引发健康问题。

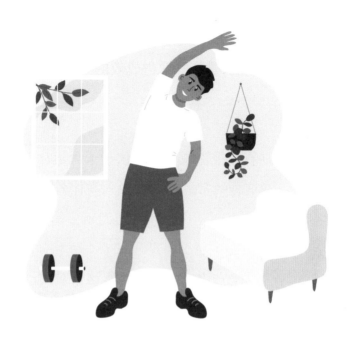

主持人

预防心血管疾病,在日常生活中需要注意什么呢?

医　生

预防心血管疾病,可以从饮食入手。饮食中首先要关注高盐问题,每人每天摄入的盐应该控制在 6 克以内。除了控盐,还要控制高脂、高糖食物的摄入,脂肪、碳水化合物摄入过多也会严重危害心脏健康。如果有饮酒的习惯,则建议戒酒或限酒,这是由于酒精会对心脏造成损害。

除了饮食,情绪和心理对于心血管疾病的预防也非常重要。临床观察发现,抑郁状态对心脏健康的负面影响是很大的。曾经有报道指出,在急性心肌梗死的患者中,有 21.7% 的人存在不同程度的抑郁症,长期的情绪和心理问题会对心脏造成比较大的损害。当然,除了抑郁,情绪过于激动,如暴躁易怒等也对心脏有损害。

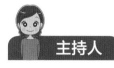

目前心血管疾病的发病年龄是怎样的?

心血管疾病中最常见的是高血压,既往认为高血压的患病人群以中老年人为多,但是现在看来,很多中青年人也出现了高血压,这要引起我们的高度重视。冠心病也是一种非常严重的心血管疾病,发病年龄呈现出年轻化趋势,很多年轻人在冠心病的基础上发生了心肌梗死。

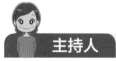

当我们出现什么症状时,需要警惕心血管疾病的发生呢?

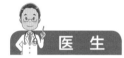

心血管疾病是一个比较大的概念,包括高血压、冠心病、心肌炎、心肌病、瓣膜病等多种疾病。不同疾病表现出的症状有可能不同,而且一些疾病在早期并没有特殊症状出现。所以心血管疾病以预防为主,大家一定要重视每年的健康体检,清楚自己的身体状况。即便发现疾病也无须担心,及时去正规的医疗机构就诊,按照医嘱进行检查和治疗就好。

我们刚刚多次提到的冠心病,平时几乎没有什么症状,但当患者运动强度增大后,就会出现劳力性心绞痛,这个时候可以使用药物进行治疗。如果患者在没有剧烈运动的时候,甚至是在休息的时候也出现了胸痛,此时就应该去医院进行详细的检查。如果检查发现冠状动脉存在严重狭窄,医生会考虑进行药物治疗或者介入治疗,患者还要改变既往不健康的生活方式。

　　有些中老年人,平时看起来很健康,但可能冠状动脉已经出现了问题,一旦发生心肌梗死则可能发生猝死,这个时候一定要及时就医。我们在临床观察发现,心肌梗死发生以后,如果能够在非常短的时间内,最好是6小时甚至4小时以内到达医院,这样患者抢救的成功率将大幅提高,甚至可以恢复到较好的状态。日常生活中一旦出现持续性胸痛、大汗,往往预示着心肌梗死的发生,此时应该沉着、冷静,迅速拨打急救电话或者在家人的帮助下尽快赶往医院。患者进入医院后,医生会对其进行必要的检查,当判断为急性心肌梗死后,将会第一时间将患者送入导管室进行介入治疗。

主持人

　　如果身边有朋友或者路人突然昏倒,作为旁观者,我们应该如何救治呢?

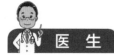

医生

　　不管是高血压,还是冠心病,最后都可能导致两种情况。第一种情况是心脏功能减退,即心力衰竭,症状逐渐加重,但是有效的治疗是可以延缓病情进展的。

　　第二种情况是猝死,而且死亡率很高。如果我们看到有人突然倒地昏倒,应该进行现场急救。首先,让患者平卧,快速拨打120急救电话说明情况,同时检查患者的意识和呼吸。如果现场有其他人帮助,可以一人拨打急救电话,一人对患者的意识和呼吸进行检查。如果判断患者意识丧失,则应尽快开始心肺复苏。如果患者能够在四分钟内接受有效的心肺复苏,则抢救成功的可能性很大;如果时间超过了四分钟,复苏的机会就会逐渐减少。

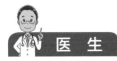

很多人说,一旦出现了心脏病的症状就要抓紧时间吃阿司匹林,简直把阿司匹林描述成了神药,对此您怎么看?

医 生

阿司匹林是一种很好的药物,已经有一百多年的历史,它具有抑制血小板活化和聚集的作用,能够防止血栓形成,预防心肌梗死等事件的发生。

但是阿司匹林毕竟是药物,任何药物都有不良反应,阿司匹林也不例外。在使用阿司匹林的过程中,尤其需要重视长期使用阿司匹林导致的胃黏膜损伤、胃溃疡等问题。此外,阿司匹林具有一定的出血风险,已经明确有凝血障碍、消化道溃疡等患者如果必须使用阿司匹林,则一定要在医生的指导下使用。总之,阿司匹林虽好,也不能滥用。

现在很多城市的地铁、机场、商场配有自动体外除颤器,到底应该怎么使用呢?

医 生

自动体外除颤器是一种便携式救生设备,可以自动分析心搏骤停患者的心脏节律,进而通过除颤恢复心脏的正常节律。如果一个人不幸因为突然发生心脏骤停而倒地,这个时候作为旁观者首先应该对其进行心肺复苏,使患者的呼吸和心跳得以恢复。这时候如果身边有自动体外除颤器,我们就可以第一时间进行最有效的抢救——除颤。

自动体外除颤器的操作比较简单,经过简单培训即可掌握使用方法。目前很多学校和企事业单位会组织急救培训,其中就包括如何使用自动体外除颤器,我希望大家要认真学习,因为在关键时刻,这真的能救命。

小贴士

自动体外除颤器的操作方法如下。

1. 拿到距离患者最近的自动体外除颤器,打开盖子,按照语音及图示按下电源键。

2. 根据自动体外除颤器机身以及电极板的图示为患者贴上电极片(注意位置准确)。

3. 将电极片的插头接入自动体外除颤器主机的插孔中。

4. 按下"开始"按键,自动体外除颤器会利用自带程序对心脏骤停患者的心脏节律进行分析。

5. 如果自动体外除颤器根据分析认为患者需要除颤,则会通过语音发出操作提示,施救者按照提示按下"电击"按键。注意在按下"电击"按键之前,应提醒并确认无人接触患者。

6. 除颤完成后,如果患者还没有恢复呼吸和心跳,应继续对其进行2分钟的心肺复苏,之后再次使用自动体外除颤器除颤,直到医护人员赶到。

注意:不同的自动体外除颤器的使用方法可能稍有不同,请按照语音提示及图示进行操作。

结 语

我国心血管疾病高危人群规模庞大,很多人认为这些疾病离自己很远,对它不够重视。事实上,心血管疾病可以引起很多严重后果,甚至危及生命,同时,它又可防可治,只要我们能够多了解一些相关知识,就可以让自己远离疾病的伤害,甚至可以在关键时刻救人性命。

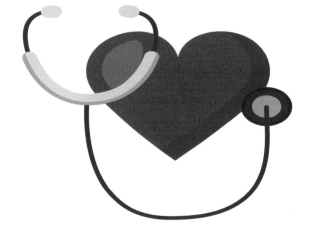

作者简介

王 伟

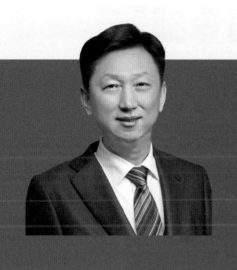

陈孝平院士健康科普工作室专家库及武汉市健康科普专家指导委员会成员。华中科技大学同济医学院附属同济医院教授、博士研究生导师、主任医师。

守护身体的"司令部"

华中科技大学同济医学院附属同济医院　王伟

　　大脑是我们身体的"司令部",它控制着我们的运动,掌管着我们的意识,让我们的身体高效运转。如果有一天,"司令部"出现了问题,我们应该怎么办……

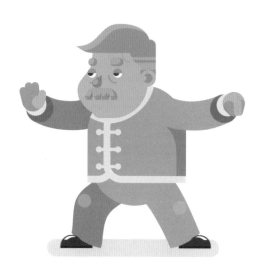

··· 导 语 ···

　　心脑血管疾病及恶性肿瘤是导致人类死亡的"致命杀手",其中脑血管疾病的主要临床类型是脑卒中,由于发病急、病情变化迅速,很像风的善行数变,所以中医将其称为"中风"。那么脑卒中到底是怎么回事呢?

主持人

　　很多人会觉得脑卒中应该是老年人才会得的病,中年人还需要注意吗?

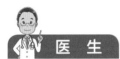

医 生

　　在我们的大脑中,有两个比较重要的部分,一个是脑组织,包括神经细胞、胶质细胞,另一个是血管。如果血管堵住了,就会发生脑梗死;如果血管破裂了,就会发生脑出血。实际上,脑卒中主要包括两种疾病,即脑梗死和脑出血。在脑出血中有一种类型叫蛛网膜下腔出血,往往由脑动脉瘤破裂引起。

　　过去一直认为脑卒中是"老人病",很长一段时间人们要到60~70岁才发病,但近十来年,脑卒中的发病呈现出年轻化趋势,越来越多的中年人发生脑卒中,这种现象引起了大家的广泛关注。

　　为什么中年人也会发生脑卒中呢?可能是现在生活节奏快,很多中年人甚至是年轻人患有高血压、糖尿病等基础疾病,同时还有诸如吸烟、饮酒等不良生活习惯,这些因素导致中年人发生了脑卒中。不仅是中年

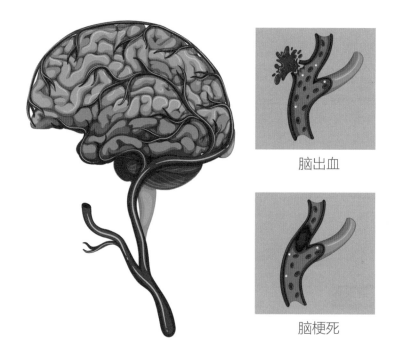

脑出血

脑梗死

人,即便是年轻人,随着年龄的增长,脑卒中的发病风险也会逐渐增加,所以脑卒中不是"老人病",年轻人也要重视脑卒中,应该对其进行积极预防。

主持人

脑卒中到底有哪些症状呢?

医生

脑卒中又被大众称为"中风",所谓"中风",就说明它来得很快,症状通常包括面部麻木、口角歪斜、言语不清、一侧上肢无力、一过性眩晕、剧烈头痛、步态不稳,这些都是脑卒中的先兆,一定要引起高度重视。

如果突然出现单眼或双眼失明、一侧上肢无力,或者颜面麻木,或者是剧烈头痛伴有或不伴有抽搐、呕吐,尤其是存在脑卒中危险因素(高血压、糖尿病、高血脂等)的情况下,则提示脑卒中的可能性。

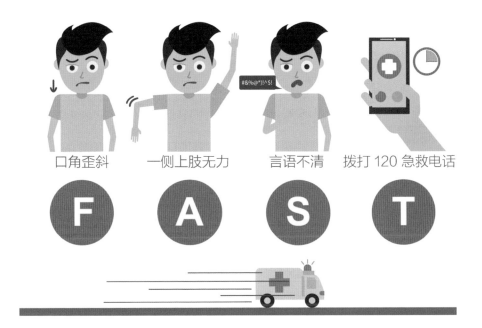

口角歪斜　　一侧上肢无力　　言语不清　　拨打 120 急救电话

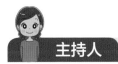

刚才您说的那些症状表现,一些中年人可能会将它们归因于最近工作压力大,好好睡一觉、调养一下就好了,往往不会特别在意。

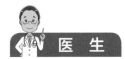

确实存在这种情况,这可能是大家对于脑卒中的基本认识不足导致的。对于脑卒中,和大家分享以下四个基础认识。

第一,脑卒中的病情很重,严重危害患者的生命健康。

第二,脑卒中发病很急。

第三,脑卒中会严重影响患者的生活质量,甚至影响整个家庭的生活质量。

第四,脑卒中的发病逐渐年轻化,很多人在 45 岁左右就发病了。

人到中年,一旦自己或者家人出现了上述症状,一定不要掉以轻心,应该马上到医院就诊。

实际上,脑卒中可防、可控。举个简单的例子,大脑中的血管就如同家里的水管,水管通常不会突然被堵住,往往是慢慢生锈,生锈到一定程度才会被堵住,这个过程是可以逆转的,我们可以通过日常的养护让水管不生锈或者少生锈。血管也是同样的道理,在日常生活中养成良好的生活习惯,按时进行健康体检,必要时在医生的指导下用药,就可以尽可能保持血管通畅,降低脑卒中的可能性。

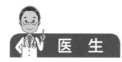

主持人

在早期,脑卒中是有可能治疗的,对吗?

医 生

脑卒中的治疗其实是一个和时间赛跑的过程。如脑梗死,只有在严格的时间窗内才可以进行溶栓治疗,这样严格的要求是为了在有效开通血管的同时保证患者的生命安全。脑梗死的溶栓时间窗一般不超过 4.5 小时。所以对于脑卒中,早期发现、早期治疗真的非常重要。

主持人

如果早期发现脑卒中,能否通过药物进行治疗呢?

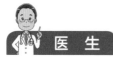

医 生

脑卒中的预防主要是针对危险因素进行改善,如高血压、糖尿病、吸烟以及心理和情绪问题,当然也包括不良生活习惯。如果既往存在高血压、糖尿病,就要对这些基础疾病进行积极有效的控制。

针对脑卒中的治疗,在近十年取得了较大的进步。如脑梗死,脑梗死就如同是家里的水管堵住了,要让水管恢复通畅,自然需要疏通。在脑梗死的治疗中也是一样,需要将堵塞血管的栓子溶解,但是溶栓治疗要在 4.5 小时以内完成。为什么强调要在 4.5 小时以内溶栓呢? 大家可以想象一下,水管已经腐烂了,如果疏通不慎就会让水管彻底损坏。脑血管也一样,如果超过 4.5 小时再溶栓,很可能导致脑出血。对于脑梗死,溶栓治疗是最有效的,很多患者经过及时的溶栓治疗可以完全恢复正常。对于脑卒中来说,早一分钟救治,就有可能挽救生命,减少致残的可能性,所以患者出现症状后一定不要拖延,要及时就医。

主持人

如果患者已经错过了 4.5 小时的溶栓时间窗,那么应该如何治疗呢?

医　生

如果脑梗死患者错过了 4.5 小时的溶栓时间窗,医生会采用常规治疗来控制病情,包括控制血压、控制脑水肿,以及后续的神经康复治疗、高压氧治疗等。这些治疗方法都没有溶栓治疗效果好。此外,脑梗死之后还要预防再梗死,此时可以给予患者阿司匹林、阿托伐他汀等药物。

对于脑卒中的治疗,时间就是生命,时间就是大脑,必须要快。一旦发生脑卒中,应该尽快将患者送至附近的医院,现在大部分三甲医院可以进行溶栓治疗。脑出血发生后会很快形成脑水肿,导致颅内压增高,危及生命。所以不管是脑梗死还是脑出血,救治的关键都是一个字——快!

很多医院的急诊大楼旁边有卒中门诊,这就是要尽可能为患者的抢救赢得时间,这就是患者的生命通道。

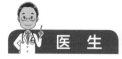

卒中单元是治疗卒中的专业机构,其中的专家也好,设备也好,治疗流程和治疗方案也好,都是很成熟的,所以一旦发生脑卒中,应该尽快到专业医疗机构的卒中单元就诊。

大家现在都开始关注健康,在日常生活中,有没有预防脑卒中的建议呢?

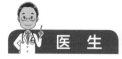

对于日常生活方式的建议,其实属于脑卒中的一级预防,以下内容我认为很重要。首先,生活一定要有规律,早晨准点儿起床,晚上按时睡觉,不要熬夜;其次,要合理进餐,多吃蔬菜水果,对于肉类要适量吃,对于动物内脏要少吃,尽量避免高盐饮食;再次,要进行适度的运动,如散步、慢跑、游泳等,将体重控制在合理范围内;最后,要保持情绪稳定。

有些人本身已经存在基础疾病,这时要积极治疗,将血压、血脂和血糖控制在合理范围内。

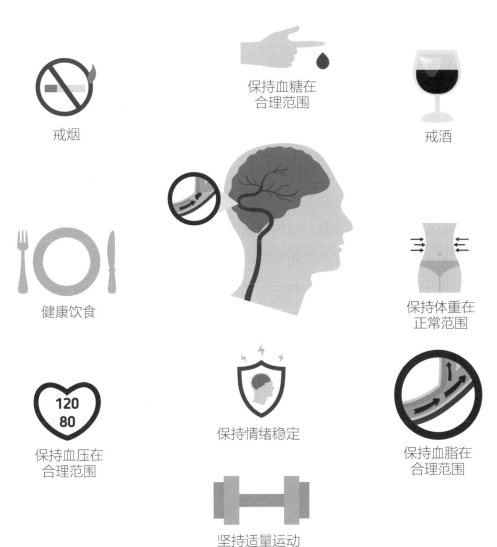

戒烟

保持血糖在
合理范围

戒酒

健康饮食

保持体重在
正常范围

120
80

保持情绪稳定

保持血脂在
合理范围

保持血压在
合理范围

坚持适量运动

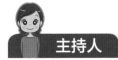

主持人

相信很多朋友想知道,如果家里的亲人或者身边的朋友突发脑卒中,我们在第一时间应该怎么做?

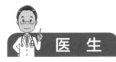

医 生

如果家里的亲人或者身边的朋友突发脑卒中,我们首先应该确认他的呼吸是否受到影响,如果口中有呕吐物应及时清理干净,以免增加窒息的风险。此时可以让患者仰卧,头偏向一侧,之后快速拨打120急救电话。在等待医务人员到来之前,要随时关注患者的呼吸情况,此时切记要沉着冷静,不要随意给患者喂水、喂药。

小贴士

在等待医务人员到达之前,家属/朋友应该做以下几件事情。

1. 如果条件允许,可以测量患者的血压、血糖并及时反馈给医务人员。

2. 收集患者平时常用的药物以及就诊卡等。

3. 梳理一下患者的既往病史、药物过敏史等信息,及时告知医务人员,收集患者近期的检查单等资料,可以一并交给医务人员供其参考。

主持人

这种情况下是不是不能随意搬动患者?

医　生

对,不能随意搬动患者。尽量让患者仰卧,可以把患者头部稍微抬高一点儿,偏向一侧,防止突发窒息。为了保持呼吸的通畅,可以把患者的领带、衣领、腰带等松解开,接下来就是赶快拨打120急救电话,用最快的速度将患者转运到医院。

主持人

脑卒中的预后如何?

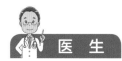

脑卒中是一种严重威胁人类健康的慢性疾病,很多重症脑卒中患者会遗留神经功能缺损以及残疾等后遗症,如不会说话、不能理解别人说的话,肢体活动不灵活。当然,如果能够及时治疗,40%~50% 的患者还是可以恢复的,甚至可以完全恢复正常。

患了脑卒中之后,治疗固然重要,我觉得心理上的积极乐观也很重要。

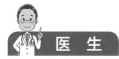

是的,我曾经进行过脑卒中与情绪的相关研究,研究发现,抑郁人群的脑卒中风险更高,很多脑卒中患者在患病后由于脑功能受损,影响了负责感情的相关脑区,也会出现一些心理和情绪问题。

保证规律的生活、乐观的心态,不仅能够预防脑卒中,而且有利于脑卒中的康复。一旦出现脑卒中,往往会伴随抑郁情绪以及其他心理问题,而这些又会反过来影响脑卒中的预后。很多脑卒中患者需要接受康复治疗,而患者的心态决定了他能否配合医生,这在很大程度上影响了康复治疗的结果。

脑卒中并不可怕,患者一方面要配合医生进行治疗,另一方面则要保持良好的心态,心态越好,预后往往就越好。

大家都知道医生平时工作很忙、压力很大,在这样的忙碌和压力之下,医生是如何保持健康的,和大家分享一下您的经验好吗?

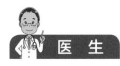

我今年56岁了,直到现在也没有高血压、糖尿病,更没有得过脑卒中,健康情况还是不错的。我平时虽然很忙,但一直保持着积极乐观的心态,每天高兴生活、高兴工作,我认为这非常重要。另外,我的生活比较有规律,睡眠很充足,晚上到点儿就睡觉,早上到点儿就起床,每天都会抽出时间做运动,哪怕是走走路,这对保持健康非常有帮助。此外,我会定期进行健康体检,一旦发现问题,就积极地去面对它,通过科学、规范的方法去解决问题。

主持人

针对脑卒中,在健康体检中应该关注什么?

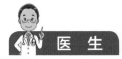

大多数健康体检主要进行常规检查,如心电图、B超以及测量血压、血糖、血脂。如果血压、血糖、血脂超出合理范围,就属于脑卒中的危险因素。年龄超过45岁,尤其是存在脑卒中危险因素的人,建议进行深度体检。什么是深度体检?之前说了,脑血管好像水管,可以通过一些检查看看水管里有没有生锈、会不会堵塞。在临床上,我们可以通过头颈部磁共振血管造影或高分辨磁共振成像观察脑血管到底有没有问题,还可以通过颈部彩超观察颈动脉是否有斑块形成。

如果通过上述检查发现脑血管、颈部血管已经存在问题,就要开始进行积极的治疗,如使用他汀类药物。

主持人

听说喝红酒可以软化血管,为了预防脑卒中,是不是应该每天喝点儿红酒呢?

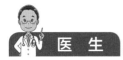

医　生

在生活方式中,比较引人关注的是吸烟和饮酒。吸烟的危害大家都非常了解,对于脑血管疾病来说,大量的国内外研究证实吸烟人群的脑卒中风险明显增加。我们曾经在全国进行了一项大规模调查,一共有 52 万人参与,调查结果显示在烟龄超过 10 年的人群中,烟龄每增加 10 年,脑卒中的比例将增加 40%。要预防脑卒中,应该坚决禁烟。

饮酒会对身体产生危害,但国外一项研究观察到每天喝三杯红酒(相当于一两白酒)的人群,其脑卒中的发生率反而降低了。

现代研究表明,红酒中被认为对血管有益的成分叫作多酚,它是一种来自葡萄籽和葡萄皮的天然化学物质。多酚本身虽然有益健康,但很多饮品与食物中含有多酚。如果能够保证饮食的健康、均衡,那就完全不需要从红酒中摄入多酚。

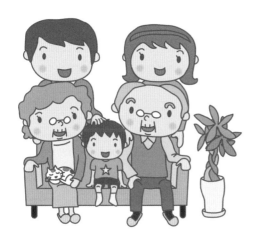

有些人认为饮用红酒可以预防脑卒中,可能的原因是饮酒后心情得到舒缓、睡眠得到改善。每天喝点儿红酒能否预防脑卒中,这个问题无法用简单的能或者不能来回答,需要根据每个人的具体情况判断。这里我可以给出两个建议,首先,即便是饮酒,也一定要适量;其次,对于不会饮酒的人来说,不建议采用这种方式预防脑卒中。

结　语

　　脑卒中总是让人猝不及防,后期遗留的问题会给患者和家人带来巨大的影响。我们只有充分了解脑卒中,在日常生活的方方面面进行预防,才有可能避免疾病的发生,享受生活的快乐。

作者简介

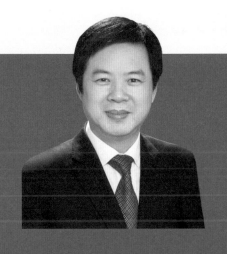

袁响林

　　陈孝平院士健康科普工作室专家库及武汉市健康科普专家指导委员会成员,武汉医学会肿瘤学分会主任委员。华中科技大学同济医学院附属同济医院教授、博士研究生导师、主任医师。

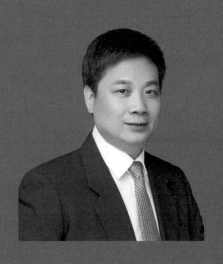

宋启斌

　　陈孝平院士健康科普工作室专家库及武汉市健康科普专家指导委员会成员,武汉医学会放射肿瘤治疗学分会主任委员。武汉大学人民医院教授、博士研究生导师、主任医师。

关于肿瘤那些事儿

华中科技大学同济医学院附属同济医院　袁响林

武汉大学人民医院　宋启斌

恐惧源于未知,很多人谈"癌"色变,是因为对肿瘤不够了解。随着医学的进步,很多肿瘤已经有了有效的预防方式,有些肿瘤的治疗手段也取得了进展。我们应该如何以一颗平常心对待肿瘤呢……

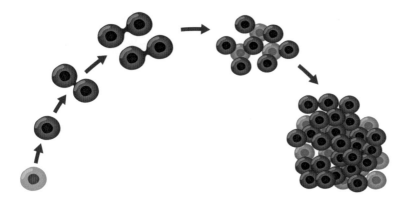

······················· 导 语 ·······················

当前,除全球重大公共卫生事件外,肿瘤已经成为威胁人类健康的第一杀手,人们对其心存恐惧,甚至不愿多谈。随着医学的发展,很多肿瘤患者经过规范化治疗,5年生存率已经有所提高,现在需要我们用与以往不同的眼光来看待肿瘤。

主持人

关于肿瘤的发生机制,目前医学界有没有明确的共识呢?

医 生

肿瘤是机体在各种致癌因素的作用下,局部组织的细胞在基因水平上失去对其生长的正常调控,导致其异常增生而形成的新生物。

虽然,目前医学界对于肿瘤的发生机制还没有达成明确共识,但通过对于肿瘤的定义,我们还是可以发现如下重要信息:首先,受到致癌因素影响;其次,在基因水平失去控制;最后,异常增生。

肿瘤的发生是内因和外因共同作用的结果。内因是指体内的一些基因改变;外因是指各种致癌因素。致癌因素可大体分为化学性致癌因素、物理性致癌因素以及生物性致癌因素。化学性致癌因素包括多环芳烃、亚硝胺类以及某些真菌毒素(如黄曲霉毒素);物理性致癌因素主要包括电离辐射、紫外线等;生物性致癌因素包括一些病毒和细菌,如人乳头瘤病毒(HPV)、乙肝病毒(HBV)以及幽门螺杆菌。当然,生物性致癌因素还包括人类自身的心理因素、免疫状况等。

实际上我们的身体里每天都在进行新陈代谢,新陈代谢之后有些细胞得到修复,有些细胞正常死亡。如果细胞在新陈代谢的过程中受到内因或者外因的影响开始无限制地生长,就会导致肿瘤的发生。

总之,肿瘤是外因和内因相互作用导致的,是一个多因素、多步骤的复杂过程。

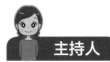

刚才您介绍说肿瘤实际上是从正常的人体细胞或者组织变异而来,为什么会发生变异呢?

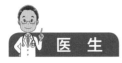

正常情况下,人体内存在癌基因(与癌症发生相关的基因)和抑癌基因(可以抑制癌症发生的基因)。在内因和外因共同作用下,基因失去稳定性,癌基因的功能被激活或者抑癌基因的功能被抑制,我们体内正常的细胞经过这样一个漫长的过程,就有可能发生肿瘤。所以说肿瘤的发生与内部的基因以及外部的致癌因素相关。

说到肿瘤,大家应该对一些词汇并不陌生,如良性肿瘤、恶性肿瘤等,什么是良性肿瘤,什么是恶性肿瘤呢?

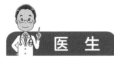

在医院检查,如果怀疑有肿瘤,患者的第一反应是"医生,我的肿瘤是良性的还是恶性的?"肿瘤的良恶性是患者最关心的问题,那么什么

是良性肿瘤,什么是恶性肿瘤呢?

肿瘤的诊断要依靠病理学检查,最后的确认依靠病理诊断,如果肿瘤细胞和正常细胞非常接近,医学上称为异型性很小,那么肿瘤多半是良性的。

良性肿瘤通常生长缓慢,不会发生转移,通常可以形成包膜,与正常组织分界清楚,可以活动。良性肿瘤一般无出血、坏死,很少破溃,只生长在局部,对人体健康危害较小。但是良性肿瘤对身体并非没有不利影响,良性肿瘤生长在比较重要的部位,如颅内,则可能压迫神经引发一系列症状,如在气管中,则可能引发窒息。

恶性肿瘤通常生长迅速,会发生淋巴转移或血行转移,部分恶性肿瘤还会发生种植转移;通常与正常组织分界不清,不易活动。恶性肿瘤可以不受控制地生长,在局部生长会引起相应器官的症状,同时还会向远处转移,引发全身症状。实际上,恶性肿瘤一旦发生远处转移,就会显著影响患者的预后。

主持人

很多人认为得了良性肿瘤就可以不管它,但这种想法并不正确,管不管还是要看部位、看是哪种肿瘤,对吗?

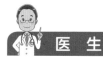

医 生

是的,即便是良性肿瘤也不能完全听之任之。首先看良性肿瘤是否产生压迫症状,其次看良性肿瘤是否有恶变的可能性。一些良性肿瘤有可能发生恶变,如果发现之后长期不处理,在一些致癌因素的刺激下就会恶变。如果发现良性肿瘤,大家不能掉以轻心,要在医生的指导下按时随访观察或尽早进行治疗。

很多人认为肿瘤等于癌,这种观点是正确的吗?

我们把肿瘤分成良性和恶性,主要的鉴别依据是病理形态,良性肿瘤的细胞形态与正常组织细胞的形态是一致的,只是数量增加,但是不存在病理性核分裂或者具有肿瘤细胞的特征性变化,这就是良性肿瘤和恶性肿瘤的区别。

在医学上,根据组织来源不同,恶性肿瘤又有不同分类。来源于上皮组织的恶性肿瘤称为癌,如肺腺癌、肝细胞癌;来源于间叶组织的恶性肿瘤称为肉瘤,如横纹肌肉瘤。也就是说癌一定是恶性肿瘤,但恶性肿瘤不一定是癌。

只要提到癌,肯定是恶性的,需要积极进行治疗,因为它容易转移、容易扩散、呈侵袭性生长,会严重影响患者的身体健康。

目前的技术手段可以做到早期发现大部分肿瘤吗,在体检中有哪些方法可以帮助我们筛查肿瘤呢?

经常听患者说"我刚做完体检,怎么体检的时候没查出来肿瘤呢?"如何筛查肿瘤,实际上是一个很重要的科学问题。我们平时在进行健康体检的时候,是可以发现部分肿瘤的,如常规进行的乳腺 B 超和肝脏彩超等检查,就有可能发现相应部位的肿瘤。此外,部分健康体检中还包括肿瘤标志物检查,一些指标的变化也可以在一定程度上对肿瘤进行预警。如甲胎蛋白升高,可能和肝癌有关;前列腺特异性抗原升高,可能和前列腺癌有关。也就是说,肿瘤标志物检查可以早期在血中找到一些肿瘤的蛛丝马迹。

实际上,很多肿瘤早期并没有特殊症状,我们通过常规的健康体检并不能及时发现它,如常规的健康体检并不会进行 CT 检查,那就有可能无法及时发现肺癌。这就引发了肿瘤筛查的另一个问题,即针对重点人群、高危人群要进行有针对性的检查,这是非常重要的。

如果一个人长期吸烟,吸烟史在 40 年以上,那么这个人得肺癌的可能性就比较大,这时去做体检,除了要检查和肺癌相关的肿瘤标志物外,还应该进行低剂量螺旋 CT 检查。

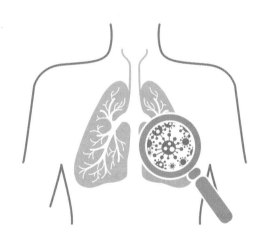

如果一个人有胃溃疡、慢性萎缩性胃炎病史,而且存在幽门螺杆菌感染,那么这个人就是胃癌的高危人群,在体检的时候应该进行胃镜检查。

如果一个人有乙肝或者丙肝病史,他发生肝癌的概率比一般人群要高,在体检的时候应该进行肝脏 B 超检查,并且有针对性地进行甲胎蛋白检查。

肠癌通常有一个比较漫长的发展过程,一般是良性息肉→增生→不典型增生→原位癌→浸润性癌。这个过程需要 5~10 年。如果能够早期发现,就能够早期治疗。对于有肠癌家族史的人要定期进行肠镜检查,如每 3~5 年检查一次。当然,普通人也应该进行肠镜检查,但是检查的频率可以比高危人群低一些。

对于女性,建议在体检中进行乳腺彩超、钼靶检查以及时发现乳腺癌。同时,建议女性朋友定期进行乳房自我检查,留意乳房的变化,如是否触及新发肿物、既往存在的肿物大小有无变化等,在此基础上可以每年做一次乳腺 B 超。

对于一些少见的肿瘤,如脑部肿瘤,我们不太可能在健康体检的时候常规进行头部 CT 检查,所以有些肿瘤确实很难早期发现。

对于一些肿瘤,如宫颈癌,进行长期的普查是有意义的,从上皮基底细胞增生活跃、分化不良,逐渐发展到宫颈上皮不典型增生,再到原位癌,需要多年时间,宫颈刮片后进行细胞学检查以及阴道镜检查就可以早期发现宫颈癌并进行局部处理。

对于这些肿瘤,我们可以通过一些有针对性的健康体检、早期筛查来及时发现、及时将其消灭在萌芽状态,不给身体带来很大的危害。目前认为 1/3 的肿瘤是可以通过早期筛查发现的。

主持人

目前,很多疾病有年轻化的趋势,那么肿瘤也存在这种情况吗,您是否接诊过一些很年轻的肿瘤患者?

医　生

有的,有一位年轻的肿瘤患者让我印象深刻,我每次谈起来心情都很沉重。在十多年前,我接诊了一位肠癌患者,她只有 14 岁,还是一名初中生,这个小姑娘个子很高,长得也很漂亮,当时被诊断为肠癌晚期,伴有广泛的腹腔转移。经过化疗之后,小姑娘住进了我管理的病房,她的老师、同学经常来看她,最后这个小姑娘还是走掉了,因为癌症发现的时候已经是晚期,在当时已经没有太好的治疗方法。小姑娘最后走的时候我的心情非常沉重,因为我每天查房的时候,她都会和我说"叔叔,你能不能帮我开刀,把瘤子拿出来,我很难受……"在十多年前,针对肠癌晚期患者确实没有什么有效的治疗方法,能用的药也都用完了,我真的是无能为力……我记得很清楚,在她14岁生日那天,同学给她送了一个蛋糕和一盆紫罗兰,我们还一起给她过了生日,她那天很高兴,还说"医生,我同学送给我一盆花,我把它送给你,就放在你办公室里养吧。"这盆紫罗兰我养了好多年,一直到搬家的时候我还把它保留下来了。

这件事情一直激励我要不懈地为患者服务,也提醒我防癌的任务非常艰巨。我经常看到那盆花就向年轻医生说,医生要时刻思考如何更好地为患者服务,给患者有温度的治疗,这是我们作为医生应该尽到的职责。尽管我们不能去治愈每一位患者,但是我们可以常常去帮助、关怀患者。

还有一位肿瘤患者也让我印象深刻,这位患者在我这里治疗了十年,她患有晚期肠癌、卵巢癌,一共经历了五十几次化疗,很多患者是耐受不了这么长时间的化疗的。在整个治疗过程中,这位患者一直很坚强,也很乐观。在十年中,她一直处于带瘤生存状态,但这并未影响她每天开开心心地带孙子、买菜、做饭,疾病并没有影响她的正常生活。反之,临床上我见到太多的患者在被诊断为恶性肿瘤的那一刻,精神就被彻底击垮了,哪怕医生和家属再努力,也无法激起他们与恶性肿瘤对抗的意志,最后的结果往往不尽如人意。我举这个例子,想表达的是很多恶性肿瘤患者如果能够以乐观的心态去面对疾病,和医生共同对抗疾病,往往会取得意想不到的效果。

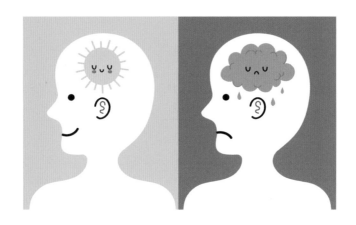

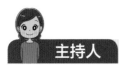
主持人

肿瘤的高危因素和早期信号有哪些？是不是所有的肿瘤都需要通过检查来发现呢？

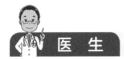
医　生

首先，不同肿瘤之间存在差异；其次，不同患者即便患有同一种肿瘤，表现也不尽相同，这是人的个体差异导致的。

如何早期发现肿瘤，这是一个非常好的问题。未来可能通过一些我们正在探索的分子指标来早期发现肿瘤。正常细胞变成肿瘤细胞，可能产生一些肿瘤特有的标志物。未来有可能在早期通过一滴血、一滴尿或者一点儿排泄物去寻找那些特征性的标志物，这可能是肿瘤领域的一个重要发展方向。如肝癌，过去我们没有相关的判断指标，后来发现了甲胎蛋白，部分肝癌患者体内的甲胎蛋白水平升高，可以提示肝癌的可能性。

另外，我们也可以采用一些简单的检查方法来早期发现肿瘤。如乳腺癌，女性朋友可以在洗澡前脱去衣服，观察两侧乳房的外形有无变化；

看看乳房表面皮肤有无红肿、褶皱、凹陷,或橘皮样改变;乳头是否有凹陷、溢液等;摸摸乳房及腋下淋巴结有无肿大。

早期肺癌通常没有特殊的症状表现,现在可以通过低剂量螺旋 CT 早期发现。此外,胃癌、肠癌可以通过胃镜、肠镜早期发现。

那是不是所有人都需要接受低剂量螺旋 CT、胃镜、肠镜检查呢? 也不是,只有对应的高危人群才需要进行上述检查。如何判断自己是否属于高危人群? 建议听从医生的建议,医生会根据患者的具体情况和需求制订有针对性的检查方案。

在这里要提醒大家,即便医生认为你属于某一种恶性肿瘤的高危人群,也不需要有太大的思想负担,只要足够重视,听从医生的专业建议,健康就能得到保障。

主持人

很多人每年都做健康体检,但是发现恶性肿瘤的时候往往还是晚期,在健康体检中大家最容易忽略的环节是什么?

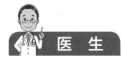

医 生

确实,现在大家的健康意识提高了,很多人每年会进行健康体检。但是我发现一种现象,大家虽然会按时体检,但却会拒绝一些检查。比如体格检查,医生一直在强调体格检查的重要性,在临床教学的过程中也经常教导医学生,一定要对患者进行规范的体格检查。但是一些人觉得体格检查没有用、浪费时间,在体检中往往选择跳过这一项。其实这是非常不可取的,体格检查很重要,如肺癌可以转移到右侧锁骨上淋巴结,乳腺癌可以转移到腋下淋巴结,规范、细致的触诊就有可能发现这种淋巴结转移。

在体检过程中,很多人可能是觉得不好意思,不愿意去做直肠指检。很多患者在排便后发现有血,误认为是痔疮或者其他疾病,到医院面对医生提出的直肠指检又很排斥,往往选择放弃。实际上,部分直肠癌是可以通过直肠指检早期发现的。

目前治疗肿瘤的手段有哪些?

在治疗肿瘤之前,必须要进行治疗前评估,治疗前评估首先是确定病变是不是肿瘤,原发于什么部位,如是肝癌、肺癌,还是乳腺癌。

接下来是明确肿瘤的病理类型,我们知道确诊肿瘤最重要的是病理诊断。如肺癌,需要明确是鳞癌还是腺癌,目前处于什么分期。现在对于部分肿瘤还会进行分子病理学诊断,寻找突变的基因,为可能的靶向治疗做准备。

明确了病理诊断,就应该进行全面的影像学检查了。为什么强调全面? 如肺癌,刚才讲了肺癌是恶性肿瘤,特点是局部破坏、远处转移,肿瘤究竟有多大、侵犯的范围有多广、有没有淋巴结转移……这是影像学检查需要明确的。医生对抗肿瘤,就好像打仗一样,我们要尽可能提前侦察敌情,而且信息越全面越好。治病从来都不是"头痛医头,脚痛医脚",患者确诊为肺癌,医生不能只做肺部检查。

同时,我们还要考虑患者的具体情况,如一位九十多岁的老人,患有心脏病而且长期卧床,显然这位患者不适合手术治疗。在治疗方式的选择上,患者的基础疾病是需要考虑的因素之一,如是否有高血压、糖尿病、影响凝血功能的疾病,这些都要进行详细评估。

经过充分评估后,医生才可以为患者制订适宜的治疗方案。不同的肿瘤、不同的分期采用的治疗方案是不同的。在早期,恶性肿瘤一般不会发生远处转移,通常局部治疗(如手术治疗或放疗)就可以达到良好的治疗效果,所以说早期诊断、早期治疗是成功治愈恶性肿瘤的关键。现在有各种微创技术,如腔镜、手术机器人等,可以有效降低手术给患者身体带来的损伤。

此外,医生还会针对患者的具体情况选择放疗、化疗以及靶向治疗、免疫治疗等。目前随着肿瘤治疗技术的发展,很多肿瘤的 5 年生存率有了一定程度的提高。

小贴士

肿瘤的常见治疗方式包括手术治疗、放射治疗、化学治疗、靶向治疗和免疫治疗,前三种应用较为广泛。靶向治疗和免疫治疗近年来发展迅猛,已成为临床不可或缺的高效、低毒的治疗方式。

1. 手术治疗　属于局部治疗,可以对部分肿瘤进行根治,为患者缓解症状、为后续治疗争取机会。不管选择哪种手术方式,都存在一定风险。

2. 放射治疗　即放疗,属于局部治疗,是利用射线(如 X 射线、γ 射线、β 射线)产生的电离辐射对疾病(如恶性肿瘤)进行治疗。

3. 化学治疗　即化疗,属于全身治疗,是指通过静脉输注、口服等方式使化疗药物进入体内,通过血液循环到达身体各部位,抑制、杀灭肿瘤细胞。

4. 靶向治疗　由于化疗有可能"错杀"正常细胞,寻找一种只抑制、杀灭肿瘤细胞而对正常细胞没有影响的治疗方法一直是医学专家努力的方向。靶向治疗就如同精确打靶,只"猎杀"肿瘤细胞,对正常细胞没有影响或者影响很小。

5. 免疫治疗　是利用人体自身的免疫系统,提高其识别和攻击肿瘤细胞的能力,进而对疾病进行治疗。

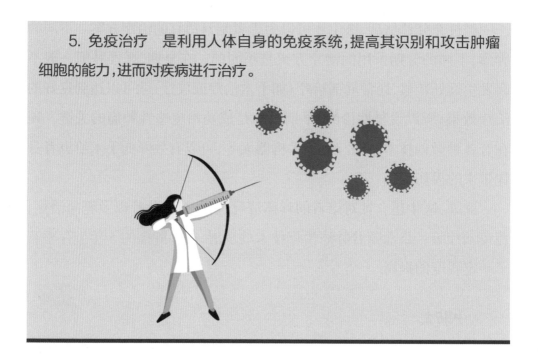

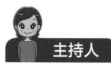
主持人

关于恶性肿瘤的预防,您有什么建议分享给大家吗?

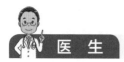
医　生

大家都希望通过有效的预防来减少恶性肿瘤的发生。那么恶性肿瘤到底能不能预防呢? 目前医学界的共识是,部分恶性肿瘤是可以预防的,部分恶性肿瘤如能早期诊断是可以治愈的,部分恶性肿瘤是可以减轻患者痛苦,延长患者生命的。肿瘤的预防可以分为三级,一级预防是病因预防;二级预防是早期发现和早期治疗;三级预防是通过规范的治疗预防肿瘤复发,其中一级预防非常重要。

病因预防,最重要的是要养成良好的生活习惯,如戒烟戒酒、合理饮食、适量运动、保证睡眠、保持心情愉悦等。接触不良刺激,如接触有毒

物质、食用发霉的食物等，会给我们
的身体带来负面的影响；合理饮
食、适量运动、充足的睡眠以及
愉悦的心情则会给我们的身体
带来积极的影响。

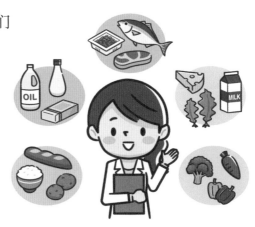

有一些疾病和恶性肿瘤相
关，如乙肝和肝癌的发生相
关。预防肝癌，可以从预防乙肝开始，
如接种乙肝疫苗。

有一些感染和恶性肿瘤相关，如感染人乳头瘤病毒和宫颈癌的发生
相关。预防宫颈癌，可以接种 HPV 疫苗。

有一些不良生活习惯和恶性肿瘤相关，如喜欢吃滚烫的食物、饮用
滚烫的水和食管癌的发生相关。想要预防食管癌，就要改变这种不良生
活习惯。

此外，对于一些已经明确的癌前病变，如肠道息肉、宫颈不典型增
生，需要及时对其进行处理，阻断其进一步发展。

早期筛查对于肿瘤的预防同样非常重要。现在很多人会进行低剂
量螺旋 CT 检查，通过检查能够发现肺部结节，直径往往在 1 厘米左右。
如果医生判断为恶性，则可以通过微创的方式将其切除。

在二级预防中早期发现和早期治疗同样重要。对于肿瘤，目前比较
注重多学科联合诊疗，团队中会包括内科医生、外科医生、放疗科医生、
营养科医生……不同专业的医生一起对患者的病情进行综合规划，让患
者得到最适宜的治疗。

三级预防的目的是预防肿瘤复发。在肿瘤患者出院时，医生会为患
者制订复查计划并给出随访建议。复查的意义在于及时发现肿瘤的复

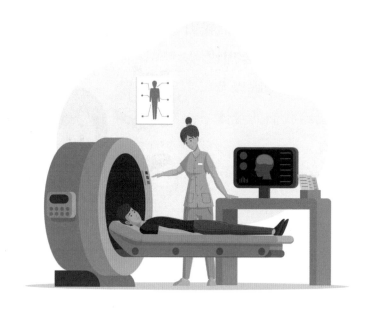

发或者转移，了解患者的治疗情况、是否存在不良反应。患者应该对此高度重视，按时复查，每次复查时，患者要主动告知医生自己近来的不适症状，以便医生及时采取针对性的治疗措施。

最后我想说，肿瘤的防治工作是需要政府相关部门、学术组织、医疗机构、社会团体、媒体、家庭多方共同参与的。只有全社会一起努力，积极进行肿瘤相关健康科普知识的宣传教育，才能有效降低恶性肿瘤的发病率。

结　语

许多患者在被诊断为肿瘤的那一刻想到的就是"死亡"，但罹患肿瘤就真的意味着死亡吗？事实上，随着医疗技术的进步，许多疾病被逐渐攻克，这其中就包括肿瘤。肿瘤只是一种常见病、慢性病，确诊了肿瘤绝不意味着死亡。

作者简介

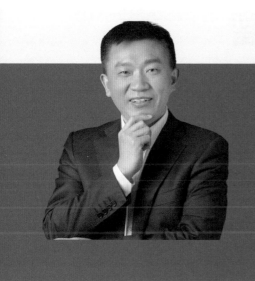

刘玉林

　　陈孝平院士健康科普工作室专家库及武汉市健康科普专家指导委员会成员，武汉医学会常务理事。湖北省肿瘤医院教授、硕士研究生导师、主任医师。

揭开误区看肿瘤

湖北省肿瘤医院　刘玉林

　　了解了肿瘤的相关知识还不够,只有具备甄别谣言的能力,才能避免陷入误区,更好地保护自己和家人的健康。让我们和医生一起认识肿瘤的真相,共同守护健康……

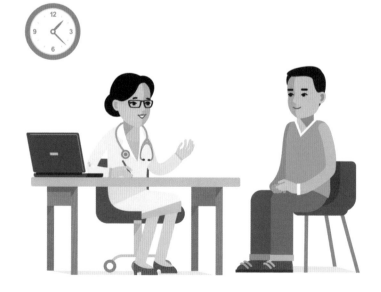

······················· 导　语 ·······················

在日常生活当中,肿瘤已经成为人类公认的"健康杀手"。一旦被确诊为肿瘤,是不是代表着生命开始倒计时? 得了肿瘤,是不是一定要经历痛苦的治疗?

主持人

很多人一直有这样的观念,说到恶性肿瘤会觉得一定治不好,能治好的就不叫恶性肿瘤,这个观点对不对?

医　生

这个观点肯定是不对的。过去我们社会上都有一种恐癌的心理。其实,恶性肿瘤已经是一种非常常见的疾病了,包括很多病种,部分恶性肿瘤已经有了相应的早期发现、早期诊断和早期治疗的方式,能取得良好的效果,晚期恶性肿瘤疗效才是比较差的,所以大家应该以平常心看待恶性肿瘤,不必过于担心。

主持人

我们常听到一种说法,有的人平时爱吸烟、爱饮酒,可能有段时间感觉身体不适,于是就下定决心把烟酒都戒了,之后去医院检查发现得了肿瘤。肿瘤和这个人突然戒烟戒酒有关系吗?

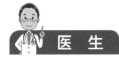

医 生

我觉得这更像是我们平时说的玩笑话。我也听到过这样的言论"这个人长期吸烟饮酒,突然把烟酒戒了,结果得了肿瘤。"我觉得不是这样的,有可能是这个人过去一直吸烟饮酒,他自己已经感觉到身体不适,这时肿瘤可能已经发生了,所以主动戒烟戒酒,紧接着体检发现了肿瘤。肿瘤不是戒烟戒酒引起的,而是过去长期的烟酒损害造成的。

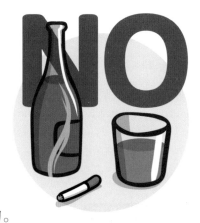

主持人

也就是说,真实的情况是曾经的不良生活习惯已经对身体造成了严重损害,在戒烟戒酒之后去医院检查发现肿瘤,结果就误认为戒烟戒酒和肿瘤的发生存在因果关系。

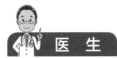

医 生

对,戒烟戒酒对健康肯定是有益的,很多肿瘤患者到医院就诊之后,医生会建议他们戒烟戒酒,这样做对恢复健康有好处,戒烟戒酒本身是不会引发肿瘤的。

主持人

看来吸烟和肺癌的关系还是很密切的,怪不得烟盒上会写"吸烟有害健康"。很多朋友说吃保健品和膳食补充剂可以防癌,这是真的吗,有科学依据吗?

膳食补充剂,是一种口服的,可以补充膳食中营养成分的产品,其中可能含有维生素、矿物质、植物提取物或者氨基酸等。

补充膳食补充剂、吃保健品对于维持身体的平衡是有好处的,特别是对于一些缺乏维生素的人或者身体处于亚健康状态的人来说,吃一点儿保健品,补充点儿膳食补充剂是有用的,体内各种营养素都在正常范围内,能在一定程度上预防肿瘤,这从理论上讲是对的。

但是在现实生活中,膳食补充剂或者保健品并不是任何人想补充就能补充的,只有在身体缺乏某种维生素或微量元素的时候进行补充才有用。对于正常人,如果能够正常进食,那么食物中的营养素是能够满足身体所需的,无须从膳食补充剂或保健品中额外获取。

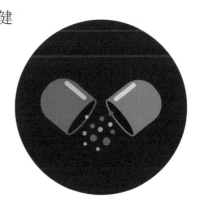

小贴士

如果一个人长期饮食不合理,就有可能导致营养不良。营养不良包括营养缺乏(吃不饱)、营养过剩(吃得太饱)和营养失衡(偏食、挑食)。

膳食补充剂主要针对的是营养缺乏和营养失衡的情况,如孕妇补充叶酸能够有效预防胎儿神经管畸形;老年人补充维生素 D 能够预防骨质疏松。

对于保健品,大家更要慎重,很多保健品质量良莠不齐,如果一定要吃,就要选择正规厂家生产的合格产品。同时要注意,不管是膳食补充剂还是保健品,它们都不是药物,不能代替药物,也不能治疗疾病。这里建议大家,如果想要吃膳食补充剂或者保健品,服用之前请咨询医生,服用过程中不要擅自停用常规使用的药物,一旦出现不适要及时就医。

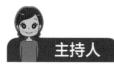

主持人

放化疗属于肿瘤的传统治疗手段,不仅能消灭肿瘤细胞,也会给我们身体的正常细胞带来伤害,对吗?

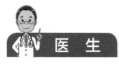

医 生

过去的放化疗对于肿瘤细胞和正常细胞的确有"无差别杀伤"的情况存在。但是其实这个"无差别杀伤"也是有一定差别的,不然人体的正常细胞岂不是也被全部杀死了? 放化疗对增殖比较快的肿瘤细胞杀伤力更强一些,但也会对正常细胞造成一定伤害。

放化疗会对人体产生一定损害,治疗过程可能比较痛苦,如出现恶心、呕吐、脱发、消瘦等不良反应。但是放化疗是治疗肿瘤的基本手段,所以有些肿瘤,特别是中晚期肿瘤依然需要接受放化疗。

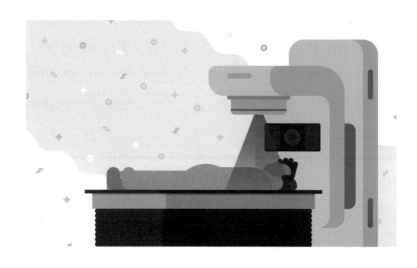

在接受放化疗之前,患者及家属要充分了解放化疗的治疗意义以及可能出现的不良反应,做好充分的心理准备。

放化疗的不良反应大小因人而异,随着治疗水平的提高,临床上也出现了很多方法可以减轻放化疗的不良反应。上述让人难以忍受的不良反应其实是可逆的,在接受治疗之后的一段时间内可以慢慢恢复,如两三个月或者半年,所以不要因此而恐惧甚至拒绝放化疗。

> **小贴士**
>
> **放疗:**利用射线的电离辐射在肿瘤细胞内产生巨大能量,使肿瘤细胞的遗传物质断裂,从而使肿瘤细胞失去无限增殖的能力,进而达到消灭肿瘤细胞的目的。电离辐射产生的能量并不会识别肿瘤细胞和正常细胞,理论上会无差别杀死释放能量处的所有细胞。
>
> 但是,肿瘤细胞与正常细胞对处方剂量的电离辐射敏感度不同,所以通常在肿瘤细胞比正常细胞对辐射敏感度大得多的情况下才进行放疗。
>
> **化疗:**通过化学合成药物破坏细胞的 DNA 结构、干扰其功能而使肿瘤细胞死亡,是目前治疗肿瘤的有效手段。化疗药物会随着血液循环遍布全身的绝大部分器官和组织,因此存在"无差别杀伤"的问题,在杀伤肿瘤细胞的同时会对人体生长迅速的细胞、组织"错杀"。

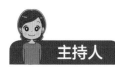

主持人

相比之下,靶向治疗真的太好了,是不是所有肿瘤患者都可以接受靶向治疗?

医 生

靶向治疗是精准治疗,可有针对性地"攻击"携带某种基因突变的肿瘤细胞,它不会对未携带此种基因突变的细胞产生伤害,但不是所有肿瘤或者所有肿瘤患者都适合接受靶向治疗。要接受靶向治疗,首先要找到靶点,有些肿瘤的靶点我们已经找到了,可以采用相应的药物进行靶向治疗。还有很多肿瘤,我们目前还没有发现有效靶点,或者发现了靶点但还没有有效的靶向药物。目前,如肺癌、肠癌以及肝癌,已经找到了靶点和靶向药物,针对上述肿瘤进行靶向治疗是可以明显提高治疗效果的。

> **小贴士**
>
> 想要知道患者能否进行靶向治疗,需要先进行基因检测,基因检测的目的是明确患者是否存在基因突变,从而决定其是否能应用靶向药物进行治疗。

主持人

在接受免疫治疗前,患者是否需要进行一些检查呢?

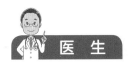

免疫治疗的原理是这样的：人体罹患肿瘤之后，肿瘤会把人体某一方面的免疫功能降低、封闭，这样人体的免疫系统就无法发挥作用杀死肿瘤细胞了。免疫治疗是利用一些药物，恢复被肿瘤降低、封闭的免疫功能，用人体的免疫系统杀伤肿瘤细胞。目前最有代表性的免疫治疗药物是免疫检查点抑制剂。

很多人认为肿瘤就是身体的某个部位长了东西，需要把这个东西切除，这种观点对不对？

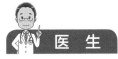

手术是治疗肿瘤的基本手段。很多人认为身体里长出一个东西，只要把它切除就可以了，进而认为手术是最快捷、最直接的治疗方法。

但并不是所有的肿瘤都需要手术，一方面，有些肿瘤用放化疗或者其他治疗就可以达到比手术更好的治疗效果。如鼻咽癌，放疗可以把肿瘤细胞全部杀灭，而且杀得非常干净，就不需要手术；如淋巴瘤，化疗对它很有效，化疗药物可以把肿瘤细胞全部杀灭，也不需要手术；还有前列腺癌，有时候内分泌治疗就可以取得非常令人满意的治疗效果，同样不需要手术。

另一方面，对于一些中晚期肿瘤，为了保证手术能够把肿瘤切除干净，医生会在手术之前为患者安排放化疗，让肿瘤局限在某一部位，然后再通过手术把它切除。对于这种情况，患者一定不要急于手术，先通过其他方式将肿瘤缩小后再手术，这样获得的效果会更好。

对于大多数人来说,肿瘤绝对算得上是比较严重的疾病了,所以很多人在自己或者家人确诊为肿瘤之后希望找专家来看病,如果不是专家就认为他看不好病,这种"唯专家论"对吗?

专家的临床经验肯定要更丰富一些,考虑得更细致一些,或者制订治疗方案会更全面一些,让患者和家属更放心,这是专家的价值。

但是就肿瘤的治疗而言,特别是中晚期肿瘤,可能需要多学科综合治疗,就如同刚才提到的在手术治疗之前还可能需要放化疗,这就需要多个学科的医生一起合作进行治疗。现在医学的分科越来越细,任何一个专家都不可能把所有学科的知识全部学会,所以现在有这样一种概念——多学科联合诊疗(MDT),即外科医生、放疗科医生、内科医生,以及影像科医生等多个学科的医生一起来为一位肿瘤患者进行诊疗。这种多学科联合诊疗模式可以保证多个专家看同一位患者,让患者获得更加完整、更加科学的诊疗。

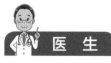

很多人说得了肿瘤之后就不能回归正常生活了,这种说法可取吗?

让肿瘤患者回归正常生活和工作是所有医务人员的共同愿望,很多肿瘤患者经过积极治疗后能够回归正常的工作和生活。刚才说过了,患者在接受放化疗的过程中会很难受,人很憔悴,抵抗力也很弱,但是经过一段时间的恢复,患者可以逐渐恢复,我希望每位患者都有这样的信心。同时,全社会都应该关心肿瘤患者,帮助他们尽快回归正常生活。

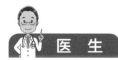

有人说一旦肿瘤到了中晚期,就代表没有希望了,也不用治疗了,对吗?

对于肿瘤患者来说,如果能够早期发现、早期治疗,预后肯定更好。但是很遗憾,目前很多肿瘤发现的时候就已经到了中晚期。对于中晚期肿瘤,现在也有很多治疗方法,包括手术、放疗、化疗、靶向治疗,目前中晚期肿瘤的治疗效果在不断提高。二十年前,如肺癌、肝癌,患者的生存期可能只有半年或者一年,但是现在随着治疗技术的进步、新药的研发和使用以及多学科联合诊疗,很多肺癌、肝癌患者的生存期可以达到三年、五年甚至更长时间。我相信随着现代医药技术的进步,患者的生存期将会继续延长。

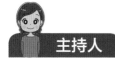

对于肿瘤的治疗,一些人觉得中医没用,一些人觉得西医没用,两种观点哪个正确呢?

这两个极端的看法肯定都是不对的。中医是我们中华民族的瑰宝,

经过几千年的传承,形成了独特的理论体系和治疗思路。在肿瘤的预防方面,中医强调"治未病"。在中晚期肿瘤的治疗方面,中医也在发挥积极作用,如减少放化疗的不良反应。如果要看中医,建议大家一定要到正规医疗机构的中医科,不要相信那些江湖游医以及所谓的"秘方",而且西医的放疗、化疗、手术以及靶向治疗仍然是目前肿瘤治疗的主要手段。

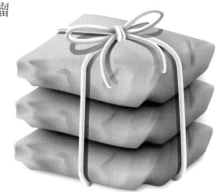

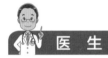

主持人

很多人说生命在于运动,也有很多人说运动对肿瘤的益处不大,到底哪种说法是正确的?

医 生

生命需要适度的运动,运动可以调节身体的功能状态以及精神状态,坚持进行适量运动是一种非常好的健康生活方式。运动可以改善人体的免疫力,可以预防多种疾病的发生,包括肿瘤。所以说,适当运动能够强身健体,是可以预防肿瘤的。

对于肿瘤患者来说,在治疗过程中或治疗后建议在身体条件允许的情况下进行适当运动。当然,还要注意运动方式和运动强度,具体可以咨询医生。

主持人

有没有一个运动标准,如一天走多少步比较合适? 有种说法是肿瘤患者每天走 5 000 步是最健康的,这是真的吗?

其实并没有这种特别具体的运动标准,不同人,所患疾病不同,身体状态也不同,不适合采用相同的运动标准。在身体状态不太好的时候,每天走两三千步就可以;等到疾病恢复得差不多了,身体状态也逐渐好转了,可以尝试每天走四五千步。在身体完全恢复,已经回归正常生活的时候,只要体力允许,每天跑五千米也是没问题的。

结　语

如果能够早发现、早诊断、早治疗,肿瘤对于我们来说并非塌天大事。如果不幸罹患肿瘤,只要能够积极地配合医生,调整好自己的情绪,获得家人朋友的帮助和鼓励,一定可以战胜病魔,回归正常生活。

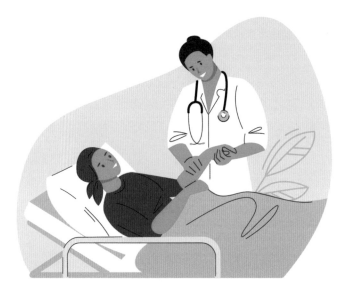

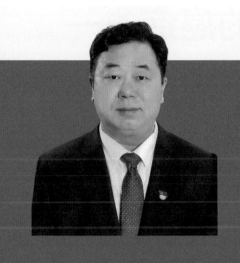

作者简介

汪宏波

　　陈孝平院士健康科普工作室专家库及武汉市健康科普专家指导委员会成员，武汉医学会副会长、妇产科学分会副主任委员。华中科技大学同济医学院附属协和医院教授、博士研究生导师、主任医师。

一种可以预防的癌症——宫颈癌

华中科技大学同济医学院附属协和医院　汪宏波

据统计，宫颈癌是影响全球女性健康的第四位高发癌症，发病人群呈现年轻化趋势。如花般的女性因为宫颈癌而香消玉殒，这实在令人惋惜。现在，已经有了卓有成效的预防手段，让女性远离宫颈癌的伤害……

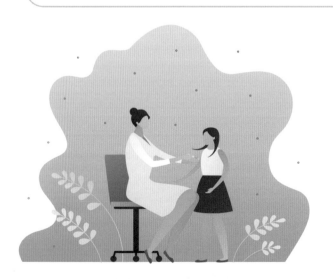

导　语

　　长期以来,宫颈癌一直是严重威胁女性健康的恶性肿瘤之一,而高危型人乳头瘤病毒(HPV)感染与宫颈癌的发病密切相关。女性如果能够接种 HPV 疫苗,同时开展宫颈癌筛查,则有望降低宫颈癌的发病率。

主持人

　　说到宫颈癌,我相信大家一定有所耳闻,很多女性觉得宫颈癌离自己很遥远,然而现实并非我们想象得那么乐观。究其原因,主要在于大家对宫颈癌的认识不足,或者说不了解宫颈癌早期筛查的重要性。想要了解宫颈癌,首先得了解宫颈,您能和女性朋友介绍一下吗?

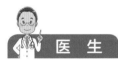

医　生

　　宫颈癌是指发生在宫颈阴道部或移行带的恶性肿瘤。子宫是女性孕育胎儿的场所,子宫呈倒梨形,生育期女性的子宫 2/3 是宫体,1/3是宫颈,其中有一部分和阴道相连,是胎儿分娩的出口,该部位容易被病毒感染,特别是人乳头瘤病毒,这种感染会导致宫颈癌的发生,而该部位也是宫颈癌的好发部位。

主持人

从宫颈病变发展到宫颈癌，一般需要经历多长时间？

医　生

人体一旦感染了 HPV，特别是高危型 HPV，那么它就会寄生在宫颈细胞中，导致宫颈细胞发生变化，引发病变，就是通常所说的癌前病变。从癌前病变到宫颈癌，经历的时间比较长，一般来说是 3~5 年甚至 5~10 年，这也提示我们应该利用这段时间对宫颈癌进行筛查。

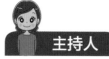

主持人

目前宫颈癌的发病率如何？发病年龄有没有年轻化趋势呢？

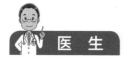

医　生

这个问题问得非常好，我们获得的一些资料表明，宫颈癌在导致我国女性死亡的癌症中排名靠前。在世界上，每年有 50 多万人罹患宫颈癌，有 25 万 ~27 万人因宫颈癌死亡。近几年的资料表明，宫颈癌的年轻化趋势比较明显，特别是 20~40 岁女性，宫颈癌的发生率有所提高，这可能与性生活习惯改变和 HPV 感染不断增加相关。在这里郑重提醒女性朋友，务必要重视体检、加强预防。

主持人

20~40 岁女性宫颈癌的发生率在递增，年轻化趋势明显，这也提醒我们防治宫颈癌的必要性。说到宫颈癌，大家会想到 HPV 三个字母，HPV 就是我们常说的人乳头瘤病毒，人乳头瘤病毒是不是导致宫颈癌的罪魁祸首呢?

从发病来看,宫颈癌最主要的致病因素就是感染了人乳头瘤病毒,特别是高危型人乳头瘤病毒,应该说90%以上的宫颈癌与感染人乳头瘤病毒有关。我们所说的高危型人乳头瘤病毒以16型、18型为主。

宫颈癌的高危人群一般有哪些?

宫颈癌的高危人群,也就是感染人乳头瘤病毒可能性比较高的人群,如不洁性生活史、多个性伴侣、同性性行为人群,他们都属于高危人群,很容易感染人乳头瘤病毒。当然,人乳头瘤病毒主要通过性行为传播,也可通过非性行为传播,如母婴传播、接触传播。

既然人乳头瘤病毒这么可怕,是否感染了人乳头瘤病毒最后都会发展成宫颈癌?

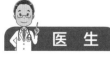

可以这样说,80%的女性在一生当中可能感染人乳头瘤病毒,但这并不可怕。在门诊我经常遇到一些女性患者拿着之前的体检资料特别焦急地问我:"医生,我感染了HPV,是不是马上就得宫颈癌了?"其实不是这样的,感染的人乳头瘤病毒大部分能够被我们自身的免疫系统清

除,所以即便发现自己感染了人乳头瘤病毒也不需要过于焦虑,毕竟得宫颈癌的比例还是比较低的。

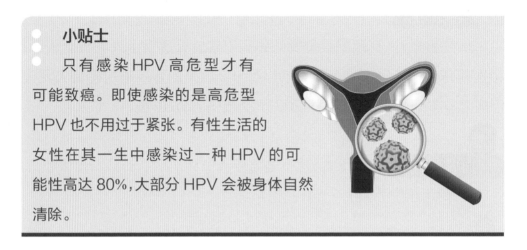

小贴士

只有感染 HPV 高危型才有可能致癌。即使感染的是高危型 HPV 也不用过于紧张。有性生活的女性在其一生中感染过一种 HPV 的可能性高达 80%,大部分 HPV 会被身体自然清除。

主持人

我们常说"早期发现,早期治疗",那么应该如何进行宫颈癌的早期筛查呢?

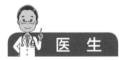

医 生

早期筛查的方式目前主要有三种。第一种是宫颈细胞学检查,我国大部分基层医院会采用这种方式,通过宫颈细胞学检查来看一看宫颈细胞有没有问题,是不是发生了癌变。第二种是 HPV 检测,前面我们提到宫颈癌的发生最主要的因素就是 HPV 感染,如果没有 HPV 感染可能就没有宫颈癌,所以目前将 HPV 检测作为宫颈癌的主要筛查方法。第三种是比较完备的方案,即第一种和第二种方式结合,这种方式的优点是比较准确,缺点是价格相对高一些。女性朋友可以到正规的医疗机构进行宫颈癌的早期筛查。

在中国,我们建议有性生活的女性每 1~3 年应该在正规的医疗机构进行一次宫颈癌筛查。

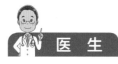

是的,不要以结婚或者是以年龄为界限,而是要在开始性生活后每 1~3 年进行一次宫颈癌筛查,这个是需要大家注意的。谈到宫颈癌的预防,我相信很多女性这两年已经逐渐开始重视疫苗接种了,国内很多城市甚至一度出现预约不到 HPV 疫苗的情况。

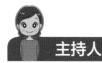

女性朋友可以在哪里接种 HPV 疫苗呢?

正规的医疗机构,包括定点接种医院、妇幼保健院、社区卫生服务中心都可以进行 HPV 疫苗的接种。由于接种可能需要提前预约,具体情况可以提前咨询当地疾病预防控制中心。

小贴士

女性朋友可以通过电话咨询当地疾病预防控制中心,也可以到附近的社区卫生服务中心询问。通常情况下,只有符合国家规定的接种年龄才能顺利预约。预约后,女性朋友只要按照预约时间前往指定地点接种疫苗就可以了(需要携带身份证,未成年人需要监护人陪同)。接种后请按照要求留院观察一段时间。

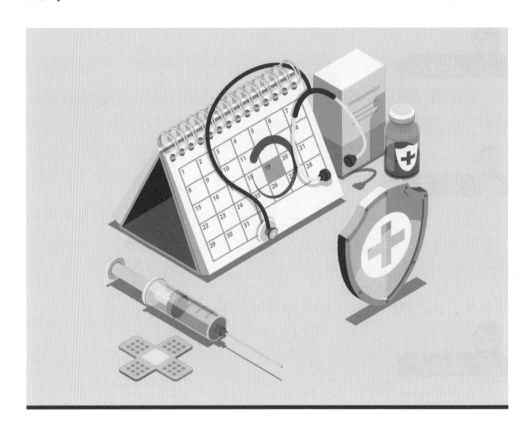

 主持人

二价、四价、九价 HPV 疫苗的区别在哪里呢?

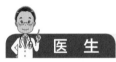 医生

　　HPV 疫苗的"价"是指能预防 HPV 亚型的数目,价数越高,预防的 HPV 亚型越多。我们常见的二价、四价和九价疫苗是针对 2 种、4 种以及 9 种 HPV 亚型进行设计的。二价疫苗针对的是 HPV 16 型、18 型,四价疫苗在二价疫苗的基础上还包括 6 型、11 型。九价疫苗针对的是 HPV 6 型、11 型、16 型、18 型、31 型、33 型、45 型、52 型和 58 型这 9 个亚型,九价疫苗的防御能力更广。

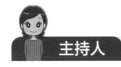

主持人

我是不是可以理解为二价、四价、九价 HPV 疫苗所针对的亚型有区别,但是它们都可以起到有效的预防作用?

医 生

是这样的,在所有的 HPV 中,危险性最高的就是 16 型和 18 型两个亚型。在我国 70% 以上的宫颈癌是 16 型、18 型引起的,而二价疫苗已经覆盖了这两个亚型,能够有效预防 70% 以上的宫颈癌。建议大家不要为了盲目追求九价 HPV 疫苗而一再等待预约接种时间,其实二价和四价疫苗也是非常好的选择。

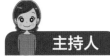

主持人

一些女性朋友可能已经怀孕或者正在备孕,这个时候能接种 HPV 疫苗吗? 接种后多久可以备孕? 一些已经当了妈妈的女性,还有必要去接种 HPV 疫苗吗?

医 生

虽然目前的研究并没有发现 HPV 疫苗对胎儿有不利影响,但仍然不推荐在妊娠期接种 HPV 疫苗。由于 HPV 疫苗中并没有病毒的 DNA,是非常安全的,而整个接种过程时间跨度比较长,如果在接种 HPV 疫苗后发现妊娠,则可以继续妊娠,待妊娠期结束后再进行接种。接种疫苗后一个月左右抗体滴度最高,在这个时间段建议避孕。

在接种 HPV 疫苗之前,建议女性朋友去医院复查一下 HPV。如果没有 HPV 感染,则可以接种疫苗;如果存在 HPV 感染,接种疫苗就没什么作用了。目前的 HPV 疫苗有两种,一种是预防性疫苗,一种是治疗性疫苗,治疗性疫苗还没上市,所以说如果已经感染了 HPV,则接种预防性疫苗就失去意义了。

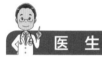

目前的 HPV 疫苗具有预防性,建议有性生活的女性,不管是不是已经当了妈妈、有没有在备孕,接种疫苗之前先去做一下筛查,看看是否感染了 HPV,如果已经感染了 HPV,就不需要接种疫苗了。很多人会认为接种 HPV 疫苗后就不会得宫颈癌了,这是真的吗?

前面讲到 HPV 有很多种亚型,其中一些是高危型,二价、四价、九价 HPV 疫苗均覆盖了一些高危型。在接种 HPV 疫苗后,如果感染了疫苗没有覆盖的高危型 HPV,则依然有可能得宫颈癌。所以即使接种了 HPV 疫苗,也并非万事大吉,还要记得每年做体检、做筛查。

主持人

在女性的一生当中,感染 HPV 的概率大吗?

医 生

大约 80% 的女性在一生中可能感染一次 HPV。22~45 岁的育龄期女性,HPV 感染的可能性为 70% 左右。

主持人

宫颈癌和年龄有关吗?

医 生

HPV 感染有两个高峰,一个是小于 25 岁,这与年轻女性性活跃有关;另一个是 55 岁以后,此高峰主要是由于年龄增大、机体免疫力降低所致。所以说对于有性生活的女性,都有可能感染 HPV,这就是我们反复强调要定期体检的原因。

主持人

HPV 疫苗能够保护我们多少年呢?

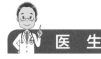

医 生

HPV 疫苗上市已经将近 20 年了,全球 100 多个国家的女性进行了接种,从目前的数据看,HPV 疫苗的保护期可以在 10 年左右。

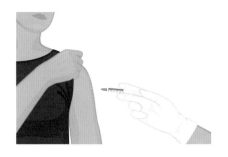

主持人

很多女生会说我接种过二价或者四价 HPV 疫苗,还能不能再接种九价 HPV 疫苗了?

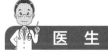

医 生

二价 HPV 疫苗覆盖的是 16 型、18 型两个亚型,四价 HPV 疫苗在此基础上增加覆盖了 6 型和 11 型两个亚型,九价 HPV 疫苗覆盖的亚型更多,可见这三种疫苗之间覆盖的高危亚型是有重叠的。如果已经接种了二价 HPV 疫苗,我个人不建议再接种四价 HPV 疫苗了,尤其是在完成了整体接种流程之后,即三针打完之后,更不建议再接种四价 HPV 疫苗了。

同样道理,接种了四价 HPV 疫苗以后也建议不必接种九价 HPV 疫苗,因为四价 HPV 疫苗的保护效率足够高,再接种九价 HPV 疫苗保护效率只能增加 10%,实在是没有必要。当然,如果一定要接种,我只能说从理论上看这种做法对身体是没有影响的。

我们知道男性也会出现 HPV 感染,那么男性有必要接种 HPV 疫苗吗?

四价 HPV 疫苗覆盖了 HPV 6 型和 11 型,这两个亚型与男性生殖器疣以及肛门癌、阴茎癌的发生相关,所以建议有条件的男性接种四价 HPV 疫苗以达到预防疾病的目的,还可以防止男性将 HPV 传播给性伴侣。

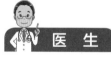

在日常生活中,应该如何预防宫颈癌,平时需要注意什么?

宫颈癌的预防主要包括三级。

一级预防:接种 HPV 疫苗、健康教育和建立安全性行为。接种 HPV 疫苗是预防宫颈癌的第一道防线。在条件许可的情况下,推荐 9~26 岁的女性接种 HPV 疫苗,当然这个推荐的年龄范围在不同国家、不同机构有所不同,45 岁的女性也可以接种 HPV 疫苗。

二级预防:宫颈癌筛查和癌前病变治疗。女性朋友应该定期到正规的医疗机构进行健康体检和宫颈癌筛查,进行宫颈细胞学、HPV、阴道镜检查,必要时需要进一步治疗干预。

三级预防:治疗宫颈浸润癌。

在日常生活中,我们需要养成良好的生活习惯,摄入营养均衡的膳食、进行适量的运动,保证充足的睡眠,戒烟限酒,保持乐观的心情。这些都能帮助我们远离宫颈癌。

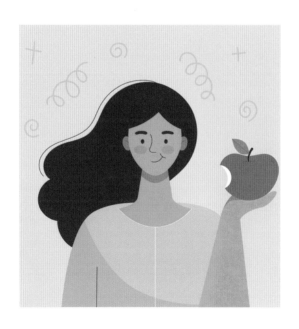

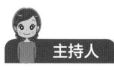

主持人

女性身体出现了哪些症状,其实就是在提示有可能是宫颈出现了问题,需要及时就医呢?

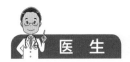

医生

　　像很多癌症一样,早期宫颈癌是没有任何症状的。感染 HPV 以后导致的癌前病变可能出现一些阴道分泌物的异常,如颜色和气味的异常,之后会出现性生活后出血,一旦出现上述情况,女性朋友应该高度重视,及时到医院就诊。

结　语

　　2008 年,德国科学家因为发现了人乳头瘤病毒与宫颈癌的关系而获得了诺贝尔生理学或医学奖,自此,宫颈癌的预防进入了新的时代,宫颈癌有望成为第一个因应用疫苗而被消灭的肿瘤。

作者简介

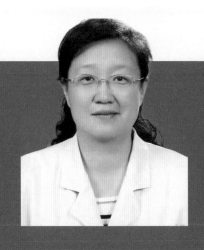

吕永曼

    陈孝平院士健康科普工作室专家库及武汉市健康科普专家指导委员会成员，武汉医学会健康管理学分会主任委员。华中科技大学同济医学院附属同济医院教授、博士研究生导师、主任医师。

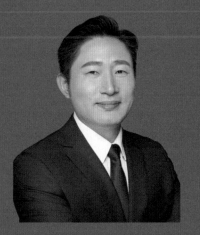

李　毅

    陈孝平院士健康科普工作室专家库及武汉市健康科普专家指导委员会成员，武汉医学会精神医学分会主任委员。武汉市精神卫生中心教授、博士研究生导师、主任医师。

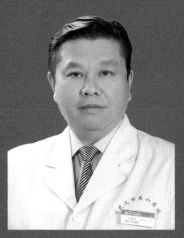

刘建华

    陈孝平院士健康科普工作室专家库及武汉市健康科普专家指导委员会成员，武汉医学会常务理事。武汉市第六医院主任医师。

健康管理，你做对了吗

华中科技大学同济医学院附属同济医院　吕永曼

武汉市精神卫生中心　李　毅

武汉市第六医院　刘建华

在我们的一生中，会遇到各种各样的健康问题，有身体上的，也有心理上的，做好全生命周期的健康管理，做自己健康的第一责任人，才能让我们在人生路上走得更远……

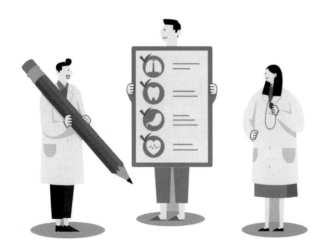

···················· 导　语 ····················

很多人将健康比作数字"1"，而将财富、名誉、地位比作数字"0"，当代表健康的"1"不存在时，后面再多的"0"也是枉然。

··

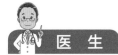
主持人

相信很多人听过"健康管理"，但什么人需要进行健康管理呢？只有患病人群才需要进行健康管理吗？

医　生

"只有患病人群才需要进行健康管理"这个观点显然是不正确的。患病人群的确需要进行健康管理，但是除了健康管理，他们还需要进行疾病管理，也就是说患病人群第一需要的其实是疾病管理。对于健康人，需要进行健康管理。

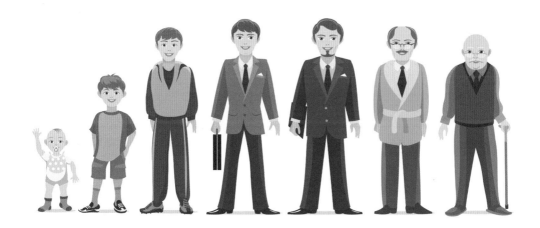

事实上,针对患病人群的管理是健康管理的一个部分,健康管理其实针对的是全社会、全人群、全生命周期。从社会到个人,我们都有责任将健康管理这项工作做好。

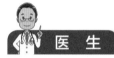

主持人

谈到健康管理,我脑海中浮现的问题便是什么是健康、健康管理究竟管理的是什么?

医 生

我理解"健康"应该是指人的身心以及社会等各个方面都处于一种良好的状态,这样就是健康的。健康包括两个核心内容,一个是身体健康,一个是心理健康,一个人只有身心都健康,才能较好地适应社会。

那么如何进行健康管理呢?健康管理针对的是全社会、全人群、全生命周期,所以健康管理应该由政府主导,专业机构指导,单位、社区协同管理,家庭和个人自我管理,这是我们多年来对健康管理的探索和理解。

人想要处于一种健康状态,良好的社会和自然环境必须由政府主导。作为医务工作者,面对不同人群,要采用不同的方法进行全社会、全人群、全生命周期的健康指导。同时,还应该动员社会力量、家庭力量和个人力量,每个人都要养成良好的生活习惯、行为习惯,保持良好的心理状态,这样才能把健康管理好。

身心健康

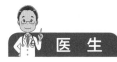

提到"健康管理",很多人会觉得这种说法太过概念化,好像和现实生活离得比较远,真的是这样吗?

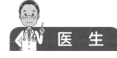

现在大多数人会每年进行一次体检,有些人甚至会每年进行两次体检。健康管理中心会在体检结束后给大家发一份专属于自己的体检报告,同时也会保存每个人的体检资料。这样大家就可以对自己历年的身体情况进行比较了。

健康管理中心的健康管理师以及医院的医生可以针对每个人的体检情况对其进行个体化的健康管理,针对大家的体检报告提出个体化健康改善建议。

我们每个人都是自己健康的第一责任人,首先要重视自己的健康问题,在每次体检后要认真听取健康管理师和医生的建议,认真执行,出现不适时要及时就医,只有这样,才是对健康负责。

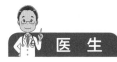

大家可能对身体健康关注度更高,但是刚刚您也提到了心理健康,怎样才算是心理健康呢?

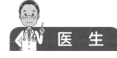

心理健康是健康的核心,可以从以下几个维度来判断一个人的心理是否健康。

首先,智力发育相对较好。其次,拥有比较完整的能适应社会的人格。最后,感知、情感反应和意志行为是协调的,而且是相对稳定的。

也就是说,如果一个人的智力正常,情绪比较平稳,并未出现病理性的情绪低落、焦虑等,始终都能积极、坚定地适应社会,从这个维度可以认为其心理是健康的。

当然,还有其他一些维度也很重要,如能够创造性地工作和学习,能够建立稳定的、适合文化背景的人际关系,这些都是判断一个人心理是否健康的重要维度。

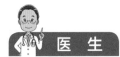

主持人

大家对健康管理并不了解,会出现很多误区,最常见的是很多人认为健康体检等于健康管理,这种观点对吗?

医 生

这种观点不够全面。健康管理实际上是一个系统工程,健康体检只是初级的数据采集,不能将健康体检等同于健康管理。健康管理是一个过程,包括数据的采集,以及对采集的数据进行评估、监测,进而进行干预和治疗,最后达到健康促进的目的。

对于医疗单位,要针对不同人群进行有针对性的健康管理,如对于健康人群,要进行健康知识普及、健康教育;对于亚健康人群,要进行生活方式、行为方式的干预、引导;对于患病人群,要对疾病进行规范化治疗。在心理健康方面,要针对特殊人群制订个性化的

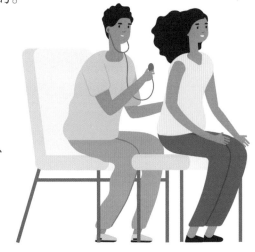

健康管理方案,这样才能使健康管理成为一个整体的、系统的工程。最后,还要把个人全生命周期的所有医疗检测数据连通起来,以更好地评估、监测身体的健康情况。

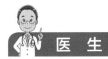

主持人

有一种观点认为,健康管理是有钱人的事儿,普通人和健康管理关系不大,这种观点对吗?

医 生

在回答这个问题之前,我想先提出一个问题,是不是只有有钱人才会得病呢? 显然,在疾病面前,人人平等,有钱人会得病,普通人也会得病,但是重视健康管理的人,可能会少得病。大家都知道,有时候一次大病可能给我们的家庭带来沉重的负担,所以不管是有钱人,还是普通人,建议大家每年至少进行一次健康体检。

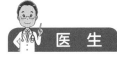

主持人

体检机构和医院的体检中心往往会为大家提供不同的体检套餐,那么应该如何选择适合自己的体检套餐呢?

医 生

体检机构和医院的体检中心的确会预先设计一些体检套餐以供选择,实际上套餐的选择主要是针对单位。单位组织体检,每个人的预算都差不多,体检机构和医院的体检中心会据此设计体检套餐。

如果是个人进行健康体检,体检机构和医院的体检中心会针对个人目前的状况以及他的家庭状况、生活习惯来制订合理的体检套餐。

当然在制订体检套餐的时候,还需要考虑年龄因素。老年人一般患病的可能性大,还有一些疾病到了一定年龄发病率会增加,所以通常情况下老年人的体检项目会比年轻人多。

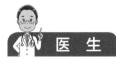

主持人

现在很多职场人士长期处于焦虑状态,有些人或许身体还比较健康,但是心理压力却很大,这部分人群应该如何进行心理调适呢?

医 生

焦虑是当今社会中发生率非常高、非常常见的一种精神心理问题,大家都感觉到紧张、难以放松,有时候睡不好,有时候会感到疲劳,这是一系列主观上的不良体验。这里我可以与大家分享一些简单的放松方法以改善焦虑状态。

第一,"为所当为,有所不为",不能什么都去追求,什么都想要高标准达成,现代社会发展节奏很快,就业、工作、生活压力非常大,我们一定要懂得取舍。

第二,在遇到困难的时候、焦虑的时候,要知道如何去寻求帮助,如找人倾诉或者找到适当的方法宣泄情绪。

第三,建立一些有效的关系,如我们中国人都讲究守望相助,要借助一些有效的社会支持系统去缓解我们的焦虑情绪。

第四,培养一些兴趣爱好,如下象棋、听音乐,或旅行,在焦虑的时候做一些自己喜欢的事,往往能够让我们平静下来。

第五,进行适度运动,有些运动可以很好地缓解焦虑,如慢跑、游泳等。

如果这一系列方法都难以缓解焦虑,并造成主观上的痛苦,或者对学习、工作、人际交往产生严重负面影响,则要尽快到专业机构就诊,寻求专业的诊治,这是非常重要的。

现在网上有很多心理测试量表,大家是否可以通过网上的测试量表进行自测呢?

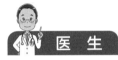

很多专业机构在其平台上会提供专业的心理测试量表,大家按照测试量表的条目去回答就好了。专业机构常使用的一些测试量表,如焦虑自评量表,它们非常好用,而且非常容易上手,可以对我们的心理状态进行评估,结果也比较准确。

作为普通人,可以从两个维度来评价自己是否存在心理问题:第一个维度是觉得自己很紧张,我们人人都经历过紧张,紧张得难以放松;第二个维度是觉得自己很痛苦,有些事情自己做不了了。如果确实存在心理问题,则建议尽早就诊。

在后疫情时代,有哪些比较突出的心理问题呢?

席卷全球的新冠肺炎疫情给全人类都带来了非常大的心理问题,比较常见的后疫情时代的心理问题是焦虑、抑郁、睡眠障碍等应激相关问题。后疫情时代,大家依然会对疫情相关信息感到紧张,生活中和疫情相关的一些不便也会让我们感到沮丧、情绪低落,一部分人出现了严重的睡眠问题,如睡不好、睡不着……

要改善睡眠,可以从改善睡眠环境着手,如卧室中的温度、湿度、气味、通风、光线等,可以根据个人的偏好进行调节。当然,良好的睡眠习惯也非常重要,如在睡前不要进行剧烈活动;饮食一定要清淡,不要过饥或过饱;睡前不要大量饮水,以防频繁的夜尿影响睡眠。在睡前两小时做好个人卫生,如洗澡、洗头等。另外,要在感到困倦以后再上床睡觉。

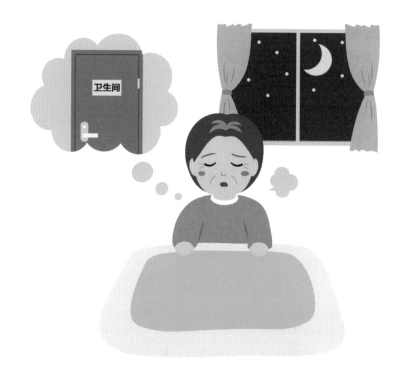

以上建议比较适合改善轻度睡眠问题。如果出现了严重的通过上述方法无法缓解的睡眠问题,则要到睡眠门诊就诊。

对于焦虑和抑郁问题,一定要自知,即准确地判断,如我焦虑的究竟是什么。我们可以通过一些网络平台、心理热线针对性地寻求帮助,进行自我识别。

一些单位、学校会配备心理咨询师,大家可以充分利用这些资源。

在疫情期间,还可以通过网络和亲人进行倾诉、沟通,这也是一个很好的缓解焦虑、抑郁的方法。当然,还可以尝试进行一些力所能及的有氧运动,适度的有氧运动对缓解焦虑和抑郁是有帮助的。

最后一点也非常重要,如果焦虑和抑郁问题通过自己的努力没有办法缓解,自己感到很痛苦,这时就要到专业的机构就诊。

主持人

除了健康状态,我们经常听到亚健康状态,什么是亚健康状态？能不能说一些我们可以对号入座的症状呢？

亚健康状态广泛存在于我们的生活中。大家认为亚健康状态并不是影响健康的主要因素,对此没有引起高度的重视。事实上,肥胖、睡眠质量不佳以及焦虑等,这些都属于亚健康状态。

在健康管理过程中,亚健康状态是管理的重点。当然,要把亚健康状态管理好,必须从健康状态着手,即在健康人群中加强健康知识的普及和宣传教育,这样才能避免亚健康状态的出现,即便出现了亚健康状态,大家也能有意识地对它进行及时干预。如果亚健康状态长期存在,就有可能导致疾病的发生。

在目前这样的快节奏生活中,我们每一个人都有对美好生活的向往,而排在第一位的应该是健康。我们应该养成良好的生活习惯和行为方式,珍爱自己的身体,珍爱健康。一旦出现了不适,应该在进行自我心理调适的同时寻求专业医生的指导。

如我们会因为工作而感到紧张、焦虑,甚至长期熬夜,这些都需要进行自我调适,这样才能避免疾病的发生、发展。一旦确诊了某种疾病,应该按照医嘱规律用药、定期复查。一些高血压患者平常往往不注意改变生活、饮食习惯，也不按时吃药，总觉得高血压没什么大不了的，实际上这种对于疾病的忽视是非常要不得的。

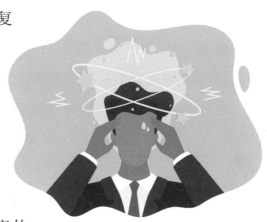

此外，我们要每年进行健康体检，了解自己的身体状况，在这个过程中要明白我们的检查指标哪些是正常的、哪些是异常的、异常的指标与正常值相差多少、如何进行改善……在体检之后，专业医生会对我们的健康状况进行综合评估，给出改善的建议，此时我们应该听从医生的建议，改变生活方式、积极治疗疾病。

在高度紧张、繁忙的工作状态下，我们一定要注意自己的心理调适，维护身心健康。

主持人

作为医生，能否给大家分享一些健康锦囊呢？

医　生

我们说"要做自己健康的第一责任人"，就是说我们要为自己的健康负责。这里我给大家的健康建议如下。

首先，要保持学习健康科普知识的兴趣和动力。

其次，培养自己强大的内心，这会让你在疾病状态下恢复得更快。

最后，在日常生活中做到吃动两平衡。

小贴士

体检前的注意事项

1. 体检前三天内应该适当注意饮食，避免某些不当饮食影响检查结果的准确性，如应该忌酒、饮食宜清淡，避免食用动物的血液制品。检查前一天晚八点后禁食，晚十二点后禁水。

2. 体检前一天要注意休息，保证充足的睡眠，避免剧烈运动和情绪激动。睡前最好洗个澡，做好个人卫生。

体检当天的注意事项

1. 检查当天应该空腹，待需要空腹检查的项目全部完成后再进餐。

2. 检查当天应穿着轻便、易于穿脱的服装，女性应尽量避免穿着连衣裙。

3. 女性应尽量避免穿着带有金属扣的内衣、佩戴饰品，以免影响 X 线等影像学检查的准确性。

4. 体检当天应避免化妆，以免影响医生的视诊。

5. 对于患有糖尿病、高血压、冠心病等慢性疾病且需要每日服用药物治疗的人来说，检查当天应该正常服用药物（具体情况可以提前咨询医生）。

体检后的注意事项

体检之后一定要领取并认真阅读体检报告，根据医生的建议改善生活方式。如果出现疾病征兆，要及时到医院进行进一步检查。

结　语

健康管理，管理出健康，大家一定要积极、主动地接受健康管理，参与自己的健康管理，尤其是心理健康管理，注重身心健康。

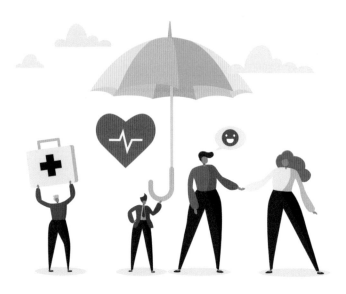

作者简介

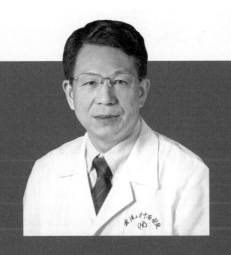

章军建

　　陈孝平院士健康科普工作室专家
库及武汉市健康科普专家指导委员会
成员,武汉医学会神经病学分会主任委
员。武汉大学中南医院教授、博士研究
生导师、主任医师。

摆脱痴呆的阴影，安享晚年生活

武汉大学中南医院　章军建

　　每个人都将老去，老人在享受岁月馈赠的睿智、豁达的同时，痴呆也如幽灵般潜伏在他们周围。如何帮助家中的老人摆脱痴呆的阴霾，如何让自己健康老去，这是每个人都必须面对的问题……

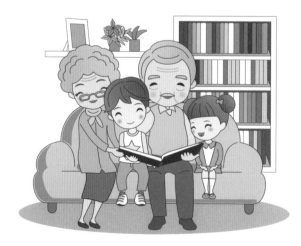

······· **导 语** ·······

随着我国人口老龄化程度的不断加深，认知障碍性疾病已经成为严重危害人民群众健康和影响社会可持续发展的重大疾病之一。流行病学研究显示，我国现阶段60岁及以上人群认知障碍患者高达5 300多万，其中痴呆患者1 507万。从1990年到2016年，我国痴呆患病率增加了5.65%，远高于全球同期1.7%的增幅。预计到2050年，我国痴呆患者将超过2 000万人，给我国社会与经济发展带来沉重负担。

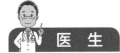
主持人

痴呆是一个漫长的过程，有哪些早期表现值得我们关注呢？

医 生

痴呆是一种和年龄相关的退行性疾病，"和年龄相关"往往意味着在中老年人，特别是老年人中，年龄越大越容易患病。痴呆病程较长，从没有症状到出现轻微症状，到出现明显症状，往往需要较长时间。

对于痴呆的症状，可以简单地归类为ABC。A是日常生活能力下降；B是行为或情绪变化；C是认知功能减退，认知功能主要包括记

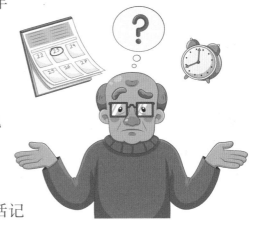

忆力、理解力、语言能力、空间定向能力,以及分析能力等。ABC 症状是痴呆的特征性表现,这些症状在早期不一定全部呈现。

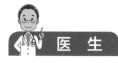

痴呆和哪些因素有关?

医　生

首先是年龄,随着年龄的增长,痴呆的发病率逐渐升高,60 岁以上人群痴呆的患病率约为 6%,到了 75 岁患病率可以达到 8%,80 岁以上人群痴呆的患病率高达 10%~15%,这就是所谓的"和年龄相关",也就是说年龄是痴呆的重要发病因素。部分痴呆患者的发病与遗传相关,约 5% 的痴呆患者的亲属中有人患有该病,这就是所谓的"家族聚集性"。

痴呆大部分呈散发性,发病可能与患者的个体因素、生活环境相关。如高血压、糖尿病等基础疾病,脑部创伤、长期不良情绪以及不良饮食习惯等,均和痴呆的发病相关。

小贴士

可能引起痴呆的疾病包括肝豆状核变性、脑积水、各种脑炎、神经梅毒、脑部肿瘤、硬膜下血肿等。其他如缺血性、缺氧性疾病以及中毒也会引起痴呆。

既然年龄越大,痴呆的发病率越高,那么是不是可以理解为痴呆是老年人的"专属问题",离年轻人非常遥远呢?

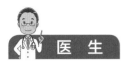

医 生

确实,痴呆的发病人群主要是老年人,但并不意味着中年人甚至年轻人不会出现痴呆。有些痴呆是由脑部损伤所致,其发病和年龄无关,所以痴呆并不是老年人的"专属问题"。

在痴呆发病的前 10 年甚至更长时间,患者可能并未表现出任何症状,但他的脑部已经出现了一些病理变化,我们将这个阶段称为无症状阶段或者亚临床阶段,实际上这个阶段可能发生在中年人身上。

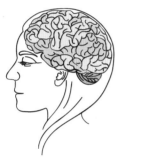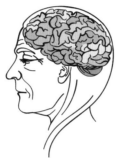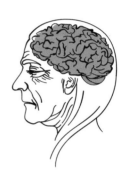

小贴士

很多老年人看到自己的 CT 检查单上出现"脑萎缩"几个字就会特别紧张,害怕自己得了"老年痴呆"。其实,和头发日渐花白、肌肉日渐松弛一样,脑萎缩也可以是正常衰老的表现,并非一定是疾病的信号。

我们可以这样理解,很多健康的老年人会存在脑萎缩,而很多痴呆患者脑萎缩程度可能比较轻微。看到 CT 检查单上"脑萎缩"这三个字,千万不要过分紧张,可以和医生详细沟通,以便确定是否需要进行进一步的检查和治疗。

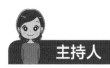

主持人

痴呆的潜伏期特别长,尽管症状不明显或者没有症状,但可能早在发病的 10 年前患者脑部就已经出现了病理变化,那么痴呆会不会出现漏诊呢?

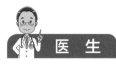

医 生

对于痴呆来说,漏诊并不少见,这主要由两个因素导致,一个是老年人对于痴呆的相关健康知识了解比较少,认为人老了自然就会糊涂,"老糊涂"是正常现象。

另外一个是针对痴呆的临床诊断和治疗在技术上发生了变化。在过去,我们仅依靠临床症状去诊断痴呆,现在会应用脑部影像学检查以及脑脊液、血液中的一些标志物进行辅助诊断,如磁共振等影像学检查可以早期发现一些痴呆相关的病理变化,甚至在没有出现临床症状之前就可以对痴呆进行早期筛查。

主持人

这里提示大家,如果亲人中有人患有痴呆,或者是出现了一些早期症状,医生可以通过检查帮助患者进行早期诊断。

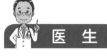

医 生

现在很多医院建立了记忆门诊,专门为老年人进行针对痴呆的早期咨询或者早期筛查。另外,一些健康体检套餐已经将认知功能检测纳入其中,这样就可以有效地帮助中老年群体筛查痴呆。

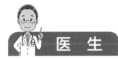

我们知道,大脑皮质管理着人类的记忆、语言和思维等,痴呆会导致记忆力或者其他认知能力逐渐下降,同时会影响情绪,最终严重影响人们的日常生活能力。现在痴呆已经成为影响老年人健康的"四大杀手"之一了,那么痴呆和阿尔茨海默病是一回事吗?

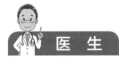

痴呆包括很多不同类型,其中就有阿尔茨海默病,它是痴呆中最常见的类型,占到痴呆的 50% 左右,所以一提到痴呆,大家首先想到的就是阿尔茨海默病,而阿尔茨海默病过去也被大家称为"老年痴呆"。

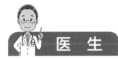

阿尔茨海默病的危险信号有哪些?

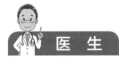

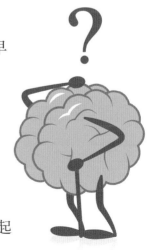

阿尔茨海默病的患者主要集中于老年人群,早期最常见的表现是记忆力下降,特别是情景记忆、近事记忆下降,患者对过去发生的事情记得很清楚,如他的小学老师是谁、他的孩子什么时候出生等,他都记得比较清楚;但是对近期发生的事情,如昨天晚上他跟谁在一起吃饭、今天上午谁给他打了电话,他却记不清楚了,总结起来就是"近事遗忘"。

如果家里的老人对于近期发生的事情记得不清楚,对比较久远的事情记得很清楚,这个时候我们就要警惕阿尔茨海默病的可能性。我注意到,不仅是普通人,一些知名的政治家、文学家也患有痴呆,是不是说用脑过度容易引起痴呆?

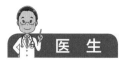

刚好相反。根据现在的研究发现,受教育程度更高的人、用脑更多的人,患痴呆的风险相对更低;换句话说,受教育程度更低的人、与人交流更少的人,患痴呆的风险相对更高,可见痴呆的发病和用脑较多无关。我们鼓励老年人多接触社会、多用脑。对于中青年人,则建议大家多学习、多接受教育,这可以在一定程度上降低痴呆的发病风险。

在网上有一些所谓的疾病自测表,那么痴呆能不能自测? 如何及时判断家里的老人是否患有痴呆呢?

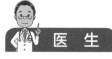

我个人认为不需要通过自测表判断家里的老人是否患有痴呆。我们可以重点关注一下老人是否出现了痴呆的早期表现,如经常忘词、近事记忆力下降;出现情绪改变,如抑郁、暴躁;在熟悉的路线中迷路;无法完成既往可以顺利完成的工作或者家务……这些都可能是痴呆的早期表现。

如果家中的老人确实出现了上述表现，应该怀疑痴呆的可能性，建议家属及时带老人到医院的记忆门诊就诊。在记忆门诊，医生除了与老人和家属进行交流以外，还会利用一些工具帮助诊断。

通过这些工具，医生可以对老人进行认知功能评测。如医生会给老人看一些卡片，卡片上有一些词语。老人需要记忆并复述这些词语，几分钟以后，医生会通过一些方法确定老人还能记得多少词语，这主要是评测老人的记忆能力。

医生还会对老人的命名能力进行评测。如让老人对一些日常生活中的常用物品进行命名。部分老人无法对常用的物品进行命名，如他会说"这是演奏音乐的"，但无法准确说出"口琴"这一命名。

此外，医生会对老人的执行能力进行评测。如给老人一个信封和一张信纸。对于绝大多数人，知道写了信以后应该把信纸叠好放到信封里。医生可以发出指令，让老人将信纸放到信封里，然后让老人在信封上书写亲人或者朋友的名字。这个过程其实是对老人理解能力、记忆力、书

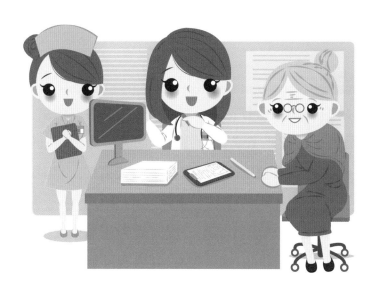

写能力和执行能力的评测。

大家也许认为这些都是非常简单的测试,但如果老人存在认知功能障碍,则很可能无法完成上述指令。

认知功能包括理解能力、记忆力、书写能力和执行能力,在记忆门诊中通过让老人进行一些定量或半定量评测,结合影像学检查结果以及临床症状,进行综合分析,就可以判断老人是否存在认知障碍。

如果能够进一步明确老人认知障碍的程度以及认知障碍的类型,则可以进行痴呆的初步诊断并给予适当治疗。但是很遗憾,目前大家对于痴呆的关注度还不够,很多老人到医院就诊的时候病情已经到了比较严重的阶段,治疗效果往往不佳。

主持人

随着年龄的增长,痴呆的发病率会呈增高趋势,一旦出现早期症状,应该及时到医院的记忆门诊就诊,进行必要的评测。此外,不同类型的痴呆表现不尽相同,有些人主要表现为生活能力下降,有些人则主要表现为情绪问题。

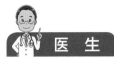

医 生

对。痴呆的表现包括日常生活能力下降、行为或情绪变化、认知功能减退,这是痴呆比较典型或者说共性的问题。当然,不同类型的痴呆可能具有不同的表现,如血管性痴呆,患者可能有卒中或者高血压病史,这种患者早期不一定表现为记忆力下降。记忆力下降是多数痴呆患者早期常见的症状,但有的患者早期表现为行为或情绪变化,或者是日常生活能力下降,所以说不同的痴呆患者,其表现可能并不相同。

相信很多年轻人会关注一个问题，如果家里的老人有痴呆，那么年轻人算不算高危人群？

如果患有痴呆的是年轻人的父母，则要关注患者的发病年龄，同时还要注意家族中是否有其他亲人患病。一般来讲，与遗传相关的痴呆，患者发病年龄往往比较低。一般情况下，阿尔茨海默病的发病年龄是65岁以上，如果年轻人的父母在50岁左右就发病，那么我们认为遗传的可能性比较大。此时，建议年轻人进行一些记忆以及遗传方面的检测，以便及时采取有效的预防措施。

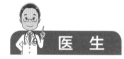

能否请您和大家分享一位给您留下深刻印象的患者？

给我留下深刻印象的患者其实很多。有一些痴呆患者的受教育程度比较高，如我的患者中有一位大学教授，他在患病后还可以给学生上课，但是一些学生慢慢观察到，这位教授在讲话的时候经常忘词，同时他的性格也发生了一些变化，曾经非常注重仪表的他开始变得不修边幅了。一次偶然的机会，这位教授的学生和我聊起这件事，我建议他带着教授来门诊就诊。后来，这位教授真的来到了门诊，而我最初在和这位教授交流中发现他似乎是正常的。

主持人

您说的是"似乎是正常的",对吗?

医 生

对,在交流中,教授的言谈举止看不出太大问题,但是我让他做了一个很简单的实验,首先在纸上画一个时钟,并在钟面上写出代表时间的数字,然后画出代表9点30分的时针和分针的位置。这是常用的认知功能评估测试。

如此简单的实验,这位教授画了半个小时也没画出来,这显然是有问题的。随后,我们对这位教授进行了其他方面的检查,发现他患有阿尔茨海默病。由于这位教授接受了很好的教育,他用他的知识、经验弥补了一些所谓的症状表现。

这里就引申出一个问题,对于早期认知功能减退,应该如何进行比较呢? 自己和自己比,还是和同龄人比?

一个受教育程度很高的大学教授,与一个小学文化或者说根本没有读过书的同龄人同时进行一项相同的评测,两者在认知和智力方面均存在差距,对于两者的评测结果进行比较意义不大。

对于早期认知功能减退,更为重要的是和自己的过去进行比较,当然医生还可以通过其他方法对疾病进行诊断。

这位患者给我留下了很深的印象,提示我当患者出现典型症状时,痴呆的诊断相对比较容易,但是在疾病早期,需要与患者及其家人、陪伴者进行充分交流,从交流中寻找疾病的蛛丝马迹。

对于痴呆,大家可能存在一些认识误区,很多老年人认为年纪大了,脑子不好使了、老糊涂了是正常的,这是真的吗?

在我看来,到门诊就诊的大部分老年人的"老糊涂"是一种疾病表现,当然有一部分老年人的"老糊涂"是正常老化,如80岁以后老年人的近事记忆相比其70岁或者60岁时确实有所下降,但是其他功能还是相对正常的,如理解能力、空间定向能力等。我们要区别"老糊涂"究竟是正常老化,还是认知功能障碍的表现,而这需要一些功能评测和影像学检查加以区分。

很多人说人老了记忆力就会下降,很多老年人会频繁忘事儿,这真的是因为年龄大了吗?

人的衰老是自然规律,其中就包括记忆力下降,特别是近事记忆,中年以后近事记忆的整体趋势是下降的,这属于正常老化或者说是与年龄相关的老化,但是这种记忆力的下降不应该影响日常生活和社会功能。

虽然每个人的记忆力都可能存在差异,但是如果下降的程度已经对日常生活和社会功能产生了严重影响,就应该及时去医院进行相关评测,以期尽早发现问题。

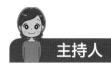

有些人认为痴呆早治、晚治都一样,这是真的吗?

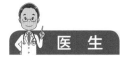

这种观点绝对是错误的,痴呆包括很多类型,其中一些类型是可以治疗的,如由于酒精中毒、药物中毒、外伤、脑肿瘤以及脑炎导致的痴呆,在上述情况得到治疗后,患者的认知功能是可以全部或部分恢复的,血管性痴呆在某种程度上也是可以治疗的。阿尔茨海默病的治疗效果相对差一些。还有一些痴呆,如果能够明确病因并针对病因进行有效治疗,那么痴呆也可以缓解甚至治愈。

很多老年人退休以后就爱打麻将,那么打麻将能预防痴呆吗?

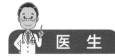

在我看来,打麻将也好,打游戏,或者从事其他老年人喜爱的活动也好,实际上是要用脑的,而且很可能是手脑并用。这些活动实际上对预防痴呆是有帮助的。当然,前提是适度,毕竟我们不建议老年人长时间打麻将,更不建议老年人熬夜打麻将。在适度的基础上,老年人参加一些他们感兴趣的活动,可以让他的身心放松,他和外界会有更多的信息交流,这样一方面有助于延缓认知功能减退,另一方面也有助于预防痴呆。对于我们来讲,良好的社交、丰富的环境、稳定的情绪,都有利于身心健康,其中自然包括脑健康。脑健康了,痴呆自然会远离我们。

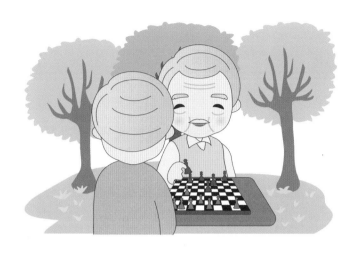

在老龄化时代,我们应该如何对待痴呆患者呢?

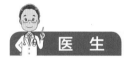

预防痴呆,首先是要关注老年群体,为他们提供良好的生活环境和就医条件,如定期进行体检,不仅关注躯体疾病,也要关注认知功能、脑功能。在家中、在社区,家属、朋友,或者社区工作人员应关注老年人,及时发现他们的情绪变化、认知功能或者生活能力下降。一旦出现痴呆的早期表现,家属应该尽早带老年人去医院就诊,医生会通过规范的检查对老年人进行诊断和治疗。

对于老年人自身,则要养成良好的生活习惯,保持营养均衡,进行力所能及的运动,如散步、慢跑、做健身操、打太极拳等。培养一些自己的兴趣爱好,如唱歌、书法、绘画等,多和身边的亲人朋友交流。

结　语

随着人口老龄化,痴呆的患病群体将不断扩大,我们应该动员全社会的力量积极关注老年人的健康问题,及时发现、及时解决,尽可能保护老年人的生活自理能力。当疾病发展到一定阶段,老年人的日常生活能力、社会交往能力受到影响时,除了要给他们提供必要的医疗支持外,还应在生活照顾、交通出行等方面为老年人提供帮助。

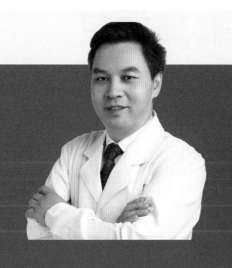

作者简介

刘智胜

　　陈孝平院士健康科普工作室专家库及武汉市健康科普专家指导委员会成员,武汉医学会儿科学分会主任委员。武汉儿童医院教授、硕士研究生导师、主任医师。

眨眼、摇头、耸肩，真的只是活泼吗

武汉儿童医院　刘智胜

家里需要我们照顾的,除了老人,还有孩子。如果孩子出现了眨眼、摇头、耸肩等表现,千万不要认为他只是活泼而已。摆脱抽动障碍的困扰,孩子,我们慢慢来……

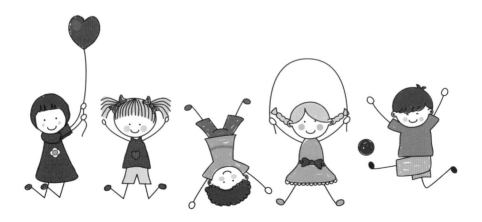

.... 导 语 ....

　　相信很多人，尤其是家有儿女的宝爸宝妈听过一个词——抽动障碍，这些被诊断为抽动障碍的孩子往往伴有眨眼、摇头、耸肩等动作。目前，抽动障碍的发病率逐年增加，根据统计，我国抽动障碍的发病率近 10 年来增加了 6 倍，每 10 名儿童中就有 1 名是抽动障碍患者。

主持人

　　什么是抽动障碍，抽动障碍有什么典型表现，孩子出现哪些反常行为或者动作家长要警惕抽动障碍的可能呢？

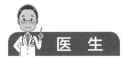

医 生

　　抽动障碍就是大家常说的抽动症，它是起病于儿童和青少年时期，以抽动症状为主要表现的神经发育障碍疾病。抽动症状包括运动抽动以及发声抽动，表现形式多种多样。抽动障碍可以表现为运动抽动，包括头、颈、肩、躯干和四肢多个部位的肌肉出现的收缩运动，表现为频繁眨眼、经常摇头或挤眉弄眼以及踢腿、甩手动作，甚至腹肌抽动、全身抽动等。抽动障碍也可以表现为发声抽动，发生抽动时鼻部、口腔、咽喉部的肌肉收缩运动，由通过鼻腔、口腔或者咽喉部的气流引起异常发声，表现为吸鼻声、清嗓子声以及干咳声等，甚至是说脏话或者发出一些怪异得如同动物的叫声。

　　抽动障碍既可以表现为运动抽动，又可以表现为发声抽动，症状起伏波动,反复出现,一个症状出现后很可能过一段时间就会消失,进而出现新症状,也可以在之前症状的基础上叠加新症状。

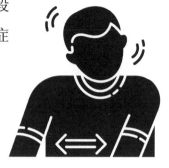

抽动障碍患者的表现形式多样,还会伴有其他疾病,一半以上的抽动障碍患者伴有一种或一种以上其他疾病,如多动症、强迫症、焦虑症、抑郁症,有的还可以出现学习困难、睡眠障碍等。

这些疾病的表现其实也是抽动障碍的一部分,它使抽动障碍变得更加复杂和严重,所以在临床上医生不仅要关注抽动障碍本身的表现,同时还要关注伴有的其他疾病的表现,这样才能对孩子的病情有全面的了解,进行规范的诊断和治疗。

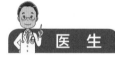

主持人

引起抽动障碍的原因是什么?它与遗传因素、心理因素以及环境因素是否有关系?

医生

目前医学界尚未明确抽动障碍的病因和发病机制,推测可能与遗传因素、环境因素、心理因素、生物因素等相关,是在神经发育过程中各种因素综合作用的结果,具体的情况到目前为止还不甚明确。抽动障碍具有遗传倾向,但它不是遗传性疾病。目前认为,抽动障碍与皮质-纹状体-丘脑-皮质环路功能异常所致的神经递质失衡相关。抽动障碍发现至今已经有接近200年的时间,但是针对它的病因和发病机制还有很多需要探索的内容。目前,世界范围内很多科学家在研究抽动障碍,希望未来能够明确这种疾病的病因和发病机制，使患者能够接受更为有效的治疗。

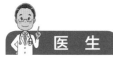

如果孩子有抽动障碍的倾向应该怎么办？要去哪个科室就诊呢？

抽动障碍的孩子具有运动抽动和发声抽动的表现，无论是眨眼、耸肩、摇头，还是发出怪异的声音，甚至是说脏话，这些都是抽动障碍的临床表现。如果孩子反复出现上述表现，就不应该将其理解为"孩子小动作多"了，而是应该将其视为一种反常行为，要警惕抽动障碍的可能性。

此时，建议家长及时带孩子到医院就诊，在综合性医院可以去儿科就诊，在儿童专科医院则可以去儿童神经科、儿保科、发育行为科、精神心理科就诊。部分孩子可能伴有强迫症、焦虑症、抑郁症等情况，此时最好带孩子到儿童精神科进行进一步诊疗。接受专业、规范的诊断和治疗，对于抽动障碍患者的病情控制是非常有帮助的。

抽动障碍会给孩子带来哪些危害，它会造成孩子的学习困难或者社交障碍吗？

抽动障碍会给孩子带来功能损害，会影响孩子的学习、日常生活和社会交往等。对于学龄期抽动障碍患者，如果在学校里频繁发生抽动，甚至在上课的时候发出一些怪异的声音，不仅会影响自己和其他同学听课,而且会给自己带来很大的心理负担。

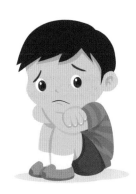

同时,抽动障碍的孩子往往注意力不够集中,上课无法认真听讲,这样会影响他的学习成绩,导致学习困难。另外,抽动障碍的孩子会担心在同学或者老师面前出现抽动表现,这会让他产生自卑感、病耻感,不愿意和同学交往,引发社交障碍。

主持人

抽动障碍的诊断标准是什么?

医 生

目前还缺乏特异性的抽动障碍诊断指标,往往是通过抽动症状以及伴随的心理、行为和精神方面的表现进行临床描述性诊断。根据临床特点和病程,通常将抽动障碍分为三种类型,即短暂性抽动障碍、慢性抽动障碍,以及 Tourette 综合征。

短暂性抽动障碍病情比较轻,病程比较短,往往表现为运动抽动或者发声抽动,如前面提到的一些症状表现,持续时间比较短,通常在一年以内。慢性抽动障碍仅表现为运动抽动或者发声抽动,持续时间相对比较长,可以在一年以上。Tourette 综合征病情相对较重,可以同时存在一种或多种运动抽动、发声抽动,持续时间相对比较长,通常在一年以上,甚至持续多年。

主持人

这三种类型其实是人为进行的分类,它们是抽动障碍的不同临床亚型,我的理解对吗?

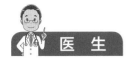

是这样的。大家要正确认识抽动障碍的诊断,还要注意该病很容易被误诊,所以医生要进行鉴别诊断。如孩子的眨眼行为,容易被眼科医生误诊为是急性结膜炎;擤鼻子的声音,容易被耳鼻咽喉科医生误诊为过敏性鼻炎;清嗓子、干咳的声音,也容易被耳鼻咽喉科医生误诊为慢性咽炎,甚至被呼吸内科医生误诊为呼吸系统疾病引发的咳嗽;即便是儿童神经科医生,面对孩子的抽动症状,也有可能误诊为癫痫发作。对于抽动障碍,鉴别诊断非常重要,脑电图等相关辅助检查可以帮助医生进行鉴别诊断。

抽动障碍的一些表现与多动症比较像,这两者有什么区别吗?

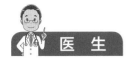

抽动和多动是两个不同的概念,抽动障碍和多动症是两种不同疾病。刚才我们已经介绍了典型的抽动症状,如运动抽动和发声抽动。对于多动症,通常表现为行为异常,孩子往往特别好动、坐不住,上蹿下跳、注意力不集中,不能专心地做某一件事情。另外,这种孩子往往比较任性、爱发脾气、不守规矩、自控能力比较差。

虽然说抽动障碍和多动症是两种不同的疾病,但是两者可以在同一位患者身上存在,临床上抽动障碍患者中一半以上患有多动症,这种情况需要引起临床医生的关注。我接诊过一位8岁的小朋友,他是一年以前开始治疗的,当时他的家长在描述病史的时候提到孩子在6岁的时候就有这种抽动表现,当时是眨眼睛、发出怪异的声音,症状时好时坏。上学以后,老师反映孩子在上课的时候坐不住,也不认真听讲,在家表现得也比较任性,不听父母的话。这个孩子的情况就是典型的抽动障碍伴有多动症。

经过规范的诊断、治疗以后,现在孩子的抽动症状基本得到控制,多动症的表现也明显好转,学习成绩有了进步,也能守规矩了,当然孩子还要继续进行随访治疗。不论是医务人员、家长,还是学校里的老师,都要提高对于抽动障碍的认识,需要从多个层面、多个维度做好抽动障碍患者的管理。

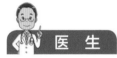

主持人

确诊了抽动障碍,是不是都需要吃药?什么才是治疗抽动障碍的良方?

医 生

对于抽动症状比较轻、病程比较短的孩子,往往需要进行心理疏导和家庭指导,不需要进行药物治疗,这时可以等待观察。

如果抽动症状比较重,病情表现比较明显,已经影响到孩子的学习、生活甚至社会交往,此时就需要在做好心理疏导、家庭指导的基础上进行药物治疗。对于抽动障碍的药物治疗,目前临床应用较多的有硫必利、阿立哌唑等。还有可乐定透皮贴片,每周贴一次,比较方便,而且临床效果不错,特别是对于抽动障碍伴有多动症的孩子,这是一线用药选择。

临床上还有一些药物能够治疗抽动障碍,但是由于药物的不良反应问题,往往作为二线治疗药物,如氟哌啶醇。医生会根据孩子病情的严重程度选择单药或者联合用药。

对于伴有如强迫症、焦虑症、抑郁症或者其他心理行为障碍的孩子,在心理疏导和药物治疗的基础上,往往需要额外添加心理行为治疗。

临床上我们还会遇到一些难治性抽动障碍患者,他们往往病程比较长,常规药物治疗效果不佳,一些患者伴有的其他疾病表现也比较明显,疾病迁延不愈,严重影响孩子的学习、生活以及社会交往。针对这种情况,往往需要联合药物和心理行为治疗,也可以采用中西医结合治疗,必要时还可以采用神经调控治疗。对于特别难治的青少年及成年患者,可以尝试进行功能神经外科手术治疗。

医生会根据抽动障碍患者的不同病情,制订个体化的治疗方案,使患者的病情得到控制。在抽动障碍的治疗过程中需要家庭的配合,只有医务人员和家长一起努力,才能给予孩子全方位的治疗和照料。

主持人

如果孩子出现抽动障碍,家长需要观察多长时间?

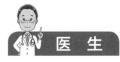

医 生

对于病情比较轻、病程比较短的抽动障碍患者,家长可以对其进行观察,主要是看抽动障碍是否影响孩子的学习、生活以及社会交往行为。作为家长,首先要对抽动障碍建立正确的认识,能够正确面对抽动障碍。抽动是疾病的症状而不是孩子调皮捣蛋,疾病本身是可以治疗的。在此基础上,家长要有放松的心态,很多家长会非常焦虑,这会给孩子的后续治疗带来不利影响。抽动障碍既不是遗传性疾病,也不是传染性疾病,对智力没有特殊影响,只要配合医生进行规范治疗,孩子的病情就能得到控制。

在此特别提醒家长,不要过度提醒孩子他的抽动症状,无论是运动抽动还是发声抽动,家长说得越多,孩子压力越大,症状反而可能变得越严重。

对于孩子的抽动症状,有时候家长甚至可以视而不见,应该给孩子多一些陪伴,多一些关爱,进行正向引导,而非打骂体罚,有时候严厉管教往往适得其反。当然,引导需要适当,也不要过于娇惯。

抽动障碍患者需要接受教育,如果孩子病情比较重,家长需要和学校的老师做好沟通,让老师清楚了解孩子的一系列行为是由于疾病导致的,并非调皮捣蛋。对于学龄期的抽动障碍患者,如果能够获得老师的理解,将会有助于孩子的后续治疗。除了老师,同学的理解也很重要,老师和家长应该共同努力,消除同学对于孩子的歧视。

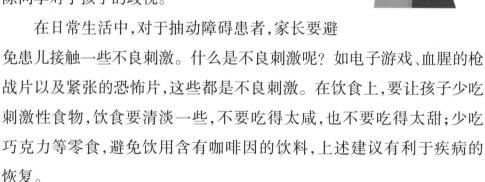

在日常生活中,对于抽动障碍患者,家长要避免患儿接触一些不良刺激。什么是不良刺激呢?如电子游戏、血腥的枪战片以及紧张的恐怖片,这些都是不良刺激。在饮食上,要让孩子少吃刺激性食物,饮食要清淡一些,不要吃得太咸,也不要吃得太甜;少吃巧克力等零食,避免饮用含有咖啡因的饮料,上述建议有利于疾病的恢复。

还要注意一点,要让孩子做一些放松训练,这很重要。在学校,要让孩子多参与体育活动、文艺活动,抽动障碍患者往往精力特别旺盛,需要通过运动释放精力,这样也有助于病情缓解。一些运动,如打球、跑步、骑车,对于孩子的病情是非常有帮助的。

此外，家长还要注意抽动障碍患者的日常生活管理，这是非常必要的。很多家长对于孩子的学习要求比较严，孩子的学习负担相对比较重，家长要适当地为孩子减轻学习负担，保证孩子的睡眠。睡眠不足同样会对病情产生不利影响。

有些家长比较纠结是否应该将病情告诉孩子。我的建议是家长应该将病情如实告诉孩子，不要隐瞒。孩子在了解了疾病相关的知识后，可以更好地配合医生的治疗，也能在一定程度上缓解孩子的自卑感和病耻感，这对病情的缓解是非常有帮助的。

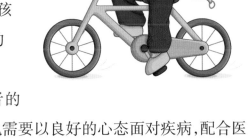

总而言之，作为抽动障碍患者的家长，需要对疾病有正确的认识，也需要以良好的心态面对疾病，配合医生进行规范治疗，只有这样才能正确地引导孩子、帮助孩子。

抽动障碍的预后如何呢？

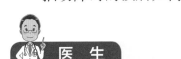

相信大家都非常关心抽动障碍的预后问题。在临床上，抽动障碍与神经发育相关，预后相对良好，一半以上的孩子在青春期或者在成年以后可以达到临床治愈，症状得到控制，可以正常地学习、生活和工作。还有 30%~40% 的孩子到成年以后依然存在抽动症状，甚至还有一些其他疾病的表现，但是程度比较轻，对学习和工作影响不大，可以不进行治疗。以上是我们通过长期临床观察得出的结论。

当然，还有少部分患者的症状会从童年一直持续到成年，在成年以后症状依然比较明显，甚至伴有其他疾病，主要以强迫症、焦虑症、抑郁症为主。这会严重影响患者的学习、生活和工作，甚至是婚姻状况。对于这类患者，需要进行专业、规范的综合性治疗。

结　语

抽动障碍是一种可以治疗的疾病，只要家长能够积极配合医务人员，让孩子接受规范的诊断和治疗，绝大多数孩子可以达到临床治愈，回归正常的学习和生活，成年以后的工作和婚姻也不会受到影响。

希望家庭、学校和社会都能够正确看待抽动障碍，给这些孩子多一些关爱，多一些帮助，让他们能够健康成长。

作者简介

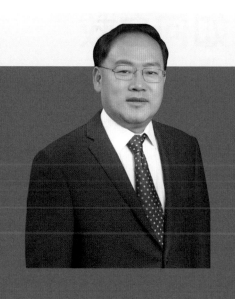

白祥军

　　陈孝平院士健康科普工作室专家库及武汉市健康科普专家指导委员会成员,武汉医学会创伤外科学分会名誉主任委员。华中科技大学同济医学院附属同济医院教授、博士研究生导师、主任医师。

面对意外伤害，如何自救与互救

华中科技大学同济医学院附属同济医院　白祥军

"人最宝贵的是生命，生命对于每个人只有一次"，它是如此珍贵，也是如此脆弱，更是随时随地要面对各种意外伤害的威胁。面对意外伤害，我们应该如何进行自救与互救，让平凡的生命得以延续，绽放出更绚烂的光辉……

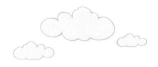

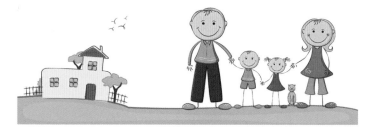

导　语

在日常生活中,我们经常会遇到一些紧急状况,如交通事故、溺水、火灾,甚至是烧烫伤、中毒、窒息,还有摔伤、坠落伤、切割伤等。这些问题当然应该以预防为主,但意外伤害往往无法预测,一旦发生,如果不能及时处理,甚至有可能危及我们的生命安全。

当意外伤害发生之后,我们应该如何通过积极有效的措施及时、正确地进行自救与互救呢? 如何将伤害程度降至最低呢?

首先请您向大家介绍一下常见的创伤类型。

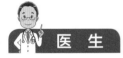

人体受伤以后,每一个部位、每一个器官都会受到累及。我们通常将创伤分为开放性创伤和闭合性创伤,这种分类方法的依据是皮肤或者黏膜是否完整。

开放性创伤表面皮肤多半不完整,切割伤、撕裂伤、穿透性损伤一般归于此类。

闭合性创伤,如闭合性胸部外伤、颅脑外伤以及扭伤,这种创伤的特点是表面没有伤口。

当然,我们还可以按照其他方式对创伤进行分类,如根据创伤部位分为颅脑创伤、胸部创伤;根据受到创伤的器官进行分类,如肝脏创伤、脾脏创伤等;或根据受到创伤的原因进行分类,如火器伤(在战争中这种创伤比较常见)、烧烫伤、切割伤等。

开放性创伤容易让一些病原微生物直接进入人体,这个时候我们就需要到医院去进行正规的治疗,对于一些窄而深且被污染的伤口(如被生锈的铁钉、较大的木刺扎伤),则要进行破伤风的预防性治疗。对于一些动物的咬伤(如犬类咬伤),还需要进行针对狂犬病毒的预防性治疗,以免发生危及生命的严重后果。

主持人

刚刚您介绍了创伤的分类,在临床工作中,您接诊的哪一种创伤类型数量最多呢?

医 生

按照目前公布的数据来看,体表创伤排在前列,就肢体创伤而言,手部受伤的概率比较高。当然,比较严重的创伤还是以颅脑创伤为主,这也很常见。

主持人

我之前看到一个新闻报道,其中提到一个数据,那就是每年全球各种创伤和意外伤害造成的死亡人数超过 600 万,那么现在国内的创伤患者主要是什么样的人群呢?

我国 2019 年有一个初步统计,全国每年有数千万人受伤,大概有 70 万人死于意外创伤。受伤者包含各个年龄段的人群,但是一些严重的创伤主要集中在 50 岁左右人群。当然有一些损伤,如跌伤,好发于老年人,因为老年人通常走路不便,或者说平衡状态不是太好,更容易跌倒。

在这些严重的创伤中,比较常见的是交通事故、高空坠落以及爆炸或暴力伤害。在 20~24 岁人群中,以交通事故最为常见。分析原因可能是年轻人活动范围比较广,经常开车出行。这里提醒一下年轻人,可以在日常的出行中做一些预防性准备,如在车中准备急救包等。

在这么多的创伤类型当中,致死率最高的是哪一种?

应该说,现在创伤事件的发生与以往不太一样。以前,我们的生活中很少能够遇到机动车,交通事故的发生概率很低;以前,我们的生活中很少有高楼大厦,高空坠落的发生概率也很低,以前以日常生活中的创伤为主。

随着社会的进步、科技的发展,机动车和高楼大厦越来越多,我们的创伤情况发生了一些变化,如交通事故、高空坠落,都属于高能量创伤。就拿高空坠落来说,这不仅是一个部位的损伤,而是多部位的损伤,也就是多发伤。这种多发伤本身伤情就比较严重,还会导致机体出现一些严重的并发症,如休克、呼吸困难等,我个人认为,多发伤是创伤分类中死亡率最高的,这是由于多发伤导致了多个脏器的损伤,更容易导致患者死亡。

就单个部位的创伤来说,以颅脑、肢体创伤较为常见。一些重要器官发生创伤后,如脾脏,必要的时候医生可以通过手术切除患者的脾脏以挽救生命,但是对于另外一些重要器官,如大脑,发生创伤后医生不可能将它直接切除。不过大家也不用过于紧张,大脑的"防御"能力还是很强的。即便出现颅脑创伤,医生也会根据创伤的性质、程度,判断其严重性,并给予适当的救治。

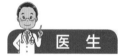
主持人

既然意外伤害无法避免,那么当我们遇到意外伤害的时候,作为当事人或者旁观者,应该如何自救或者有效地救助他人呢?

医 生

在创伤的救治中讲究"时间就是生命",可以概括为"白金十分钟,黄金一小时"。"白金十分钟",通常是指创伤现场当时的紧急救治,这个时间就像白金一样珍贵。意外事故发生时,如交通事故,在发生的一瞬间伤者可能出现严重的胸部挤压,或者颈椎损伤,人可能在一瞬间就丧失了生命,这是医护人员无法挽救的。但是只要在创伤现场能够活着,伤者就有机会生存下来。这就需要伤者自己、旁观者在这关键的"白金十分钟"内进行及时、有效的自救或者互救。

在"白金十分钟"内，我们要快速地对创伤采取一些措施，而这样做的前提是要将伤者移至安全的环境中，即快速脱离意外发生的现场，以免发生二次伤害。同时，要注意保持伤者气道通畅。在"白金十分钟"内，我们应该尽可能寻求更多人的帮助，及时有效地开展自救或者互救。

"黄金一小时"，是指创伤发生的一小时之内，通过现场自救、互救，并在医护人员到达现场后开展紧急救治，然后将伤者送到医院以使其得到生命支持和有效抢救，如对于大出血的伤者，医生能够进行紧急手术控制出血。

在"黄金一小时"内，我们要让伤者尽可能获得专业的医学救治，当前我国院前急救体系比较健全，在很多城市中可以做到十分钟内救护人员和救护车辆到达现场，快速地将伤者送到就近的医院。当然，对于一些情况比较严重的伤者，120救护人员会对其进行初步评估，必要的情况下会将伤者送到具备救治能力的医院。

大家要有这样一种观念，即意外事故或创伤发生后要及时到医院就医，不要因为自我感觉还可以就放弃就医。我们可能无法在短时间内准确感知一些潜在的创伤，但这些创伤有可能是很严重的。请大家务必牢记"白金十分钟，黄金一小时"的救治原则。

主持人

您能具体说一说自救、互救的方法吗？

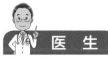

医 生

当意外事故或创伤发生后，我们首先要快速脱离危险环境。如发生了火灾，那么我们要在第一时间脱离火灾现场，很多情况下，夺走我们生命的不是烧伤而是误吸了有毒的烟雾。

脱离危险环境后，如果情况允许，要及时拨打 120 急救电话求助，在医护人员到来之前，我们需要进行及时有效的自救、互救。此时首先要判断自己有什么问题，肢体能不能动，身上的伤口有没有出血。如果自身存在危险，则第一时间进行自救；如果自身情况还不错，则可以对其他伤者进行救援。

以下是一些常见意外事故或创伤的急救方法，请大家仔细阅读，这些知识真的是"救命的"。

小贴士

如何开放气道

如果有人受伤后昏迷，首先要保持伤者气道通畅。具体做法如下：解开伤者的衣领、领带，迅速检查伤者口腔中是否有分泌物、呕吐物等，如果有，则要尽快将其清除，避免误吸引发窒息。施救者一手置于伤者前额，手掌用力后压，使伤者头部后仰，另一手向上抬起伤者下颌，使伤者舌和会厌抬起，气道开放。施救者动作要轻柔，要保持伤者颈部稳定，不要左右晃动，因为无法判断伤者是否存在颈椎骨折，所以头部后仰要适度，气道通畅即可。

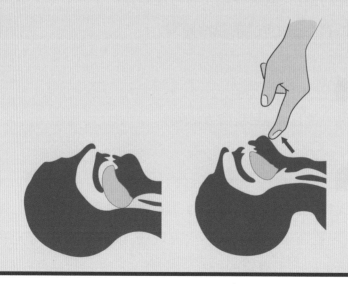

小贴士

如 何 止 血

指压止血法:该方法是最直接、最常用,也是最简便的止血方法。可用于头面部、颈部及手足部位的出血。指压止血法是用手指压迫伤口附近离心脏近的一端的动脉,阻断流向伤口的动脉血,从而达到快速止血、减少出血的目的。

加压包扎止血法:适用于全身各部位小动脉、静脉、毛细血管的出血。可以用无菌敷料或就地取材用干净的毛巾、围巾等覆盖伤口,用力加压达到止血的目的。在包扎之前,要先检查伤口内有无异物。如果有小的异物,应该先将其取出。如果异物较大、较深,取出风险较大,则要保留异物(如胸部被刀或者玻璃、钢筋等刺伤,千万不要拔出),这种情况下用绷带加压包扎时应避开异物。

注意:加压包扎要松紧适度,以伤口停止出血为准。包扎过松则达不到止血的目的,包扎过紧则会影响血液循环,引发严重后果。一般情况下,加压包扎的时间不宜过久,建议每隔 40 分钟左右适当放松 2~3 分钟,以暂时恢复供血。如果在放松的时候伤口再次出血,可暂时采用指压止血法止血。

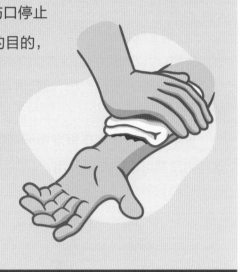

小贴士

如何处理骨折

对于骨折的伤者,要尽量减少其移动,以免在移动的过程中骨折的断端刺伤血管和神经,造成二次伤害。这里我们就能很清楚地理解骨折处理的重要原则之一——固定。

1. 根据现场条件和伤者的骨折部位采用不同的固定方式。固定的目的是要避免骨折部位的摆动,以减少进一步损伤的可能性。固定要牢固,不能过松或过紧。

2. 夹板或者木板、竹条等与皮肤、关节和骨突出部位之间要加衬垫,以防皮肤损伤。

3. 先固定骨折的上端(近心端),再固定下端(远心端),绑带不要系在骨折处,操作要轻柔。

4. 固定时,建议伤者上肢呈屈肘位,下肢呈伸直位。

5. 应露出伤者的指(趾),以便施救者随时检查伤者末梢血运情况。

6. 在下肢骨折固定时,可以将受伤的肢体固定到健侧肢体;在上肢骨折固定时,可以将受伤的肢体直接固定在身体上。

对于一些严重的创伤,如颈椎骨折、腰椎骨折,需要采取特殊体位帮助固定。

很多驾驶员会在车里准备一些急救物资,如绷带、夹板等,必要的时候这些物资都可以被充分利用。

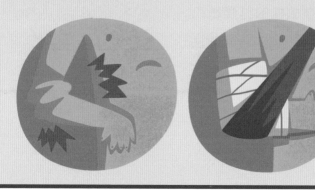

小贴士

如何搬运伤者

对于伤病较轻、无骨折、转运路程较近的伤者，施救者可以徒手搬运。如果伤者伤情较重或者转运路程较远，则建议施救者使用器材搬运伤者。

徒手搬运：当有两个或两个以上施救者一起搬运伤者时，施救者应该同时用力，动作协调一致，使伤者的脊柱呈一直线。

在搬运伤者的过程中，强调要平着抬起来，平着放下去。不能用"你抬腿，我抬肩"的方法去搬运伤者。如果伤者存在腰椎骨折，这种搬运方式很可能加重腰椎骨折和错位。在搬运的时候，最好是两三个或者四个施救者把伤者平稳地抬起来，这样就不会导致二次伤害。

使用器材搬运：对肢体骨折或怀疑脊柱受伤的伤者，需要使用器材搬运，以避免搬运过程中的二次伤害。

对于颈椎骨折的伤者，在搬运过程中最好使用颈托，如果没有颈托，可以在伤者头部两边各放一个沙袋、盐袋或者用衣物将头部固定。如不具备上述条件，则可以让一人用双手固定伤者头部。上述做法都是为了避免伤者颈椎左右晃动而加重损伤。

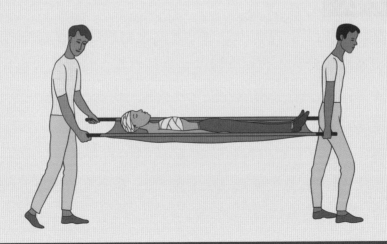

 **主持人**

我们经常听到有些人在做饭的时候被刀切到手,有些人在工作的时候被机器切到手,这个时候应该如何进行急救呢?

 **医　生**

这种情况属于切割伤。在情况不严重的时候,可直接用指压止血法来止血。但是我们手的力量是有限的,不可持久,如果出血量比较大,则可以利用手边的一些东西,如橡皮筋、手帕,在手指根部进行缠绕以更好地止血。如果之后伤口还在出血,说明缠绕得比较松,可以再缠绕得紧一点儿,这样就可以有效止血了。

假如手指末端被切掉了,要第一时间找到断肢,用清洁的纸或者布把断肢包好,在其周围放置一些冰块或者冰冻的矿泉水(不能让断肢与冰块等直接接触),然后尽快将伤者和断肢一同送到医院,医生会根据情况尽可能使断肢存活(如断肢再植)。

 **主持人**

我看到一些报道,指出因交通事故而死亡或受伤的人数都不少,而且特大交通事故死亡人数一直保持在高位状态。特大交通事故的常见诱因是疲劳驾驶,这里要提醒各位驾驶员朋友,一定不要疲劳驾驶,这真的是非常危险的行为。

还有一些朋友日常出行会骑摩托车,目前正在推行"一盔一带"安全守护行动,很多人觉得就是一个头盔而已,如果真的出事好像也没有什么帮助,这是真的吗?

摩托车的速度比较快，稳定性比较差，一旦发生交通事故，人可能会飞出去。我刚刚已经讲过，颅脑创伤通常比较严重，救治难度大，所以保护头部是非常重要的。在驾驶摩托车的过程中，驾驶员和乘客应该戴好头盔，它对于头部有很好的保护作用。

除了头盔，在交通事故中能够保护我们生命安全的还有安全带。在很多情况下，我们遇到交通事故的伤者，会问他："你有没有系安全带？"得到的答案往往是否定的。如果车辆在高速行驶的过程中发生交通事故，安全带能够在一定程度上起到缓冲作用，避免驾驶员和乘客受伤或减轻受伤程度。如果车辆行驶速度正常，安全带也能起到约束作用，保护驾驶员和乘客不会在车内发生撞击而受伤。

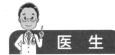

遇到交通事故，作为旁观者，我们应该如何去有效救助他人呢？

发生交通事故后，作为旁观者要第一时间拨打求救电话，如120、122、110，寻求专业人士的帮助。

接下来，我们要注意观察一下现场环境，如果现场环境是安全的，则可以就地进行救援。如果现场环境不够安全，那么我们要在保障自身安全的前提下将伤者从危险环境转移到安全环境。在高速公路上两车相撞，我们不可能在原地帮助伤者，这会让伤者承担二次伤害的风险，我们自己的生命安全也得不到保证。此时就要先将伤者转移到安全的地方。

确认环境安全后，要对伤者的情况进行初步判断，如意识是否清楚、有没有大出血、说话通不通畅……据此可以采取一些有针对性的急救措施，如心肺复苏，或者止血。

小贴士

如何进行心肺复苏

1. 心搏骤停的判断　可以通过四个方法来判断伤者是否发生了心搏骤停：①伤者昏倒后静静地躺在地上一动不动；②施救者边轻轻拍打伤者的肩膀，边大声呼喊："你还好吗？"伤者没有任何反应；③施救者把耳朵凑近伤者的鼻孔附近，听不到呼吸音；④施救者触摸伤者的颈动脉，感受不到动脉搏动。

如果伤者符合上述四项描述，即可判断其处于心搏骤停状态，应开始心肺复苏。

2. 心肺复苏

（1）施救者应先拨打 120 急救电话，详细告知所处的具体地点及伤者情况，之后应该立即实施心肺复苏。

（2）胸外按压：把伤者移到平坦结实的地面或硬板上，让伤者身体平躺，面部朝上。

施救者跪在伤者胸部旁，将自己右手掌心对准伤者两乳头连线中点（或者剑突上两横指），左手叠压在右手掌背上，身体前倾，利用身体重量垂直向下按压伤者的胸廓，按压深度约为 5 厘米。在按压过程中施救者的手掌不要离开伤者的胸部。按压频率为每分钟 100~120 次。

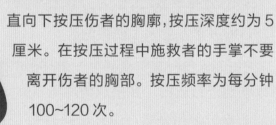

（3）人工呼吸：施救者托住伤者的颈部，使其头部往后仰，同时用手指探查伤者口腔，如果口腔内有异物，先要将其清除

干净。施救者用一只手捏紧伤者的鼻孔,用自己的双唇把伤者的嘴完全包住,向伤者嘴里吹气,吹气的时间要维持在1秒以上,使伤者的胸廓隆起。吹气完毕,施救者松开伤者的鼻孔,让伤者呼气。

施救者先对伤者实施30次连续胸外按压,接着实施2次人工呼吸。

3. 心肺复苏成功的表现　如果伤者出现了自主呼吸,或者伤者可以说话,或者伤者的四肢、头部可以自主活动,或者伤者的大动脉搏动恢复,说明心肺复苏成功。

生活中我们还会面对呼吸道异物导致窒息的意外,遇到这种情况,我们应该按以下方法处理。

小贴士

呼吸道异物导致窒息的急救

救人:如果发生窒息的是成年人,则让窒息者保持站立姿势,身体前倾。施救者站在窒息者背后,两腿分开,将双臂分别从窒息者腋窝下前伸并环抱窒息者。

施救者左手握拳,右手从前方握住左手手腕,使左拳虎口贴在窒息者胸部下方肚脐上方的上腹部中央,之后突然用力收紧双臂,用左拳虎口向窒息者上腹部内上方猛烈施压,促使异物排出。

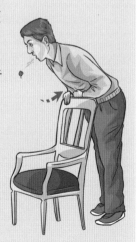

自救:如果发生窒息的是自己,周围没有可以对你施救的人,那么你应该握紧拳头,将拳头靠在椅背上或桌边,以肚脐上方使劲儿撞向拳头,直到把异物撞出来为止。要点是用力的方向一定要向内、向上。

结 语

意外伤害随时可能发生,而平时积累的急救知识可以在关键时刻挽救自己和他人的生命。对于普通人来说,想要掌握这些急救方法并且在意外伤害发生的第一时间运用这些方法进行自救、互救,还真需要一段时间的反复练习,但是为了挽救生命,所有的一切都是值得的。

55检